尽享宝宝熟睡时的宁静和安详

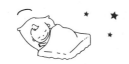

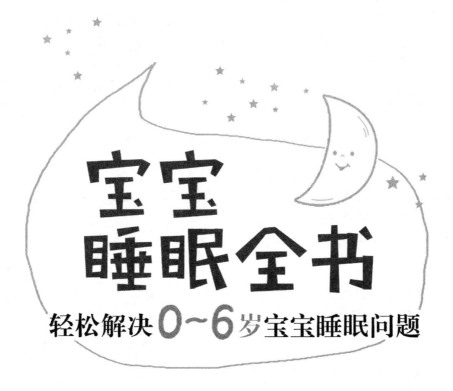

宝宝睡眠全书

轻松解决0~6岁宝宝睡眠问题

[美]希瑟·特金 朱莉·赖特 / 著

杨晓燕 / 译

四川人民出版社

图书在版编目（CIP）数据

宝宝睡眠全书：轻松解决 0~6 岁宝宝睡眠问题 /（美）希瑟·特金，
（美）朱莉·赖特著；杨晓燕译 . -- 成都：四川人民出版社，2018.11
ISBN 978-7-220-11063-4

Ⅰ . ①宝… Ⅱ . ①希… ②朱… ③杨… Ⅲ . ①婴幼儿 - 睡眠 - 基本知识
Ⅳ . ① R174

中国版本图书馆 CIP 数据核字 (2018) 第 238184 号

四川省版权局著作权合同登记号：图［进］21-2018-402

BAOBAO SHUIMIAN QUANSHU

宝宝睡眠全书
轻松解决 0~6 岁宝宝睡眠问题

著　者	希瑟·特金　朱莉·赖特
译　者	杨晓燕
出版策划	姜舒文
出版统筹	石生琼　禹成豪
责任编辑	邵显瞳　杨立
装帧设计	胡椒书衣

出版发行	四川人民出版社（成都槐树街 2 号）
网　址	http://www.scpph.com
E - mail	scrmcbs@sina.com
印　刷	天津翔远印刷有限公司
成品尺寸	170mm×240mm
印　张	18
字　数	250 千字
版　次	2018 年 11 月第 1 版
印　次	2018 年 11 月第 1 次
书　号	978-7-220-11063-4
定　价	49.80 元

前言 🌙

　　这是一本专为年轻父母们而写的育儿书，为他们提供了帮助孩子顺利入睡且整夜安睡的有效方法。本书充满了激情、勇气和创造力，是一本非常人性化的、科学且实用的指南。本书的主旨，不仅是要让孩子睡好觉，更是希望通过培养孩子的睡眠习惯，让所有父母的睡眠得到有效改善，在备受育儿之苦的头几年仍然能够保证有较好的精力。

　　为什么睡眠如此重要？因为身体在睡眠时会分泌生长所需要的激素，同时为身体补充能量。睡眠还可以让身体和大脑从白天的活动中得到休息和恢复。最近有一项研究结果显示：在我们睡眠的过程中，大脑实际上是在进行自我清理——清除白天神经活动中所产生的无用信息——一觉醒来，我们才能更加高效地工作。这样看来，婴幼儿在成长过程中需要如此多的睡眠便不足为奇了。随着孩子的成长，睡眠时间也在逐渐减小，但学龄前儿童每天仍然需要大约10小时的睡眠时间。即便是成年人，每天也需要花上1/3的时间用于睡眠。

　　研究显示：如果睡眠时间不足、质量不佳，人们会很难集中注意力，记忆力也会下降，变得暴躁易怒。当我们得不到良好的睡眠时，工作效率和学习能力都会随之下降。睡眠质量下降还会导致免疫能力降低，容易感染各种疾病。缺乏睡眠还会使代谢功能紊乱，造成暴饮暴食或者消化不良，继而引发肥胖和糖尿病。上述各种健康问题都跟睡眠质量有着密不可分的关系。因此，身为父母，我们有责任帮助孩子培养起良好的睡眠习惯。

从本书中，你可以获得许多跟睡眠有关的知识，并将它们运用于日常的育儿过程中，不仅可以改善孩子的睡眠质量，还能增进孩子与你之间的亲密关系。通过满足孩子内在的需求，并以抚慰的方式与他们进行交流，给孩子提供足够的安全感。

希瑟·特金和朱莉·赖特是两位杰出的睡眠专家，在帮助父母与孩子建立良好的亲子关系、培养孩子良好的睡眠习惯方面有着丰富的经验。有效地运用书中的理论和方法，将为父母们带来诸多裨益：不仅会让孩子得到他们所需要的安全感，同时还能建立起良好的亲子关系，培养孩子良好的睡眠习惯，让孩子茁长成长。以上所有这些，你也能做到！

科学研究和临床实践告诉我们，要想与孩子建立起良好的亲子关系，不仅需要充满热情地与孩子进行良好的沟通，同时构建科学的睡眠模式也至关重要。良好的睡眠模式能够让孩子得到足够的睡眠，你和孩子也能同时从中受益。遵从书中所提供的方法，会让你在育儿的过程中充满信心，因为你将发现它们真的非常有效。

为人父母是人生最具挑战性的角色之一。我们要判断什么时候需要跟他们亲密无间，什么时候需要放手，让他们通过自身的探索学会重要的生存技能，比如让他们学会如何成为快乐的睡眠者。有了这本书，你将得到清晰的科学指导，不仅可以帮助你与孩子建立起亲密的关系，还能帮助他们学会如何在群体中与他人建立起安全的人际关系。

让我们一起阅读这本充满激情、勇气和创造力的书吧！最后，祝你好梦！

丹尼尔·J·西格尔

简介 ☾

你真的知道宝宝该如何睡觉吗？

我的客户刚被我问到这个问题时总感到非常惊讶。他们经常不断地摇晃着哄孩子，试图让他们进入深度睡眠，但孩子依然是每2个小时就醒过来，或者他们压根就拿那个穿着纸尿裤、一直瞪着两只眼睛的小家伙无能为力。

实际上，睡眠是婴儿与生俱来的能力。他们的身体和大脑都渴望休息。5~6个月大的婴儿，几乎都能在没有父母照看的情况下睡得很好。

那么，为什么还是会有许多父母每天晚上会为了让孩子睡觉而伤透脑筋呢？原因在于许多父母只顾眼前，而不顾将来。他们现在的所作所为起到的全都是相反的效果。父母们想尽办法哄孩子上床睡觉：有些父母睡前喂奶，有些总是抱着婴儿摇晃，有些临睡前还会做一会儿亲子瑜伽球，有些带着孩子睡觉，有些不断地给孩子喝水，等等。我甚至还听说过有一对父母每天在孩子临睡之前穿上乐队的服装，给孩子表演吉他演奏……

久而久之，在父母们的"帮助"之下，孩子们渐渐失去了独立入睡的能力。他们也不清楚父母的所作所为是在安抚他们还是别的。而父母们自己也不知该如何抽身，让孩子们重新学会自己入睡。

本书将为你提供清晰的、易于操作的指导，帮助你的孩子重新学会独自入睡。我们已经帮助许许多多的家庭实现了这一目标。当你开始完全实施书中所介绍的方法之后，2周左右就会看到孩子身上的显著变化。

婴儿天生就有良好的睡眠能力

孩子不需要专门对睡眠能力进行训练，睡眠是他们的本能。请你想一想：睡眠与其他能力一样，都是婴儿的本能，而且你能够明显地看到婴儿在这些方面学得有多快。在出生后的一年里，婴儿学会了坐、站，有些甚至迈出了人生的第一步。他们学会了语言，并开始学习说话。几乎是转眼之间，他们就掌握了各种生存技能。

婴儿各种技能发展与年龄增长相关图

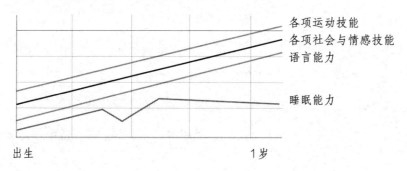

对于许多婴儿来说，他们的各项技能在出生第一年中就得到了发展，而睡眠能力却停滞不前甚至下降。

我们发现了许多这样的事例——婴儿的运动、社交、认知以及语言能力随着年龄的增长不断增强，而睡眠能力却停滞不前甚至下降。也就是说在孩子们身上常常表现出这样的情况——他们其他方面的技能都得到了巨大发展，而睡眠能力却在不断退化。

在出生的最初几个月里，当哺乳、摇晃等哄孩子入睡的方式逐渐成为习惯时，这种退化过程也就开始了（当然这也是情有可原的）。但问题是新生儿的确需要在这样的安抚下才能入睡，经过几周之后，他们才能发展出自我安抚能力并独自入睡。孩子在婴幼儿时期所经历的各种身心发展的变化（比如学会自己爬出摇篮、上托儿所或者开始做噩梦等）往往严重妨碍了这种能力的发展。这时，父母一旦开始采取各种方式哄他们睡觉（比如陪着他们睡觉等），孩子们便很容易对此形成依赖。

当父母们养成了哄孩子睡觉的习惯，就会将孩子自己入睡的本能埋没掉，弄得他们好像根本就不会自己入睡一样。

就好像你的孩子已经学会走路了，但你还坚持要搀扶着他走路，而不肯放手让他自己锻炼行走能力。这就是儿童睡眠问题的症结所在。最终，父母们恼怒不已，而孩子的潜在睡眠能力也遭到了扼杀。

我们写这本书的初衷

我们之所以写这本书，就是为了帮助父母解决孩子睡眠的难题。在我们组织的儿童睡眠问题小组中，我遇到过许多父母。他们曾经努力地想要解决孩子的睡眠问题，但结果却让他们感到沮丧、疲惫和困惑。因为孩子的睡眠问题丝毫没有得到改善，反而变得越来越糟。他们陷于无奈之中，无计可施。

我们都知道睡眠是一种与生俱来的能力，无须刻意培养。但许多现实中的实例让我们认识到，造成孩子睡眠问题的症结主要在于父母"直升机式"的过度帮助。直觉告诉我们（它也得到了研究证实）：过度帮助是无效的。当我们对孩子们已经具备的能力进行过度帮助时，实则是阻碍了他们潜在能力的开发（在这里就是孩子的睡眠潜能）。但问题是父母根本不知道如何停止对孩子的过度帮助，他们仍在对孩子给予温暖而有力的关怀。

我们需要从一个全新的角度出发去解决婴儿的睡眠问题，既不采用老套的"训练"模式，也要避免对"依赖"这个字眼的误解。我们既不希望任何人的睡眠被剥夺，也不希望孩子们在这个过程中感到恐惧和孤独。幸运的是，若采用书中所介绍的方法，上述的情况都不会发生。

书中介绍的方法主要基于两个原则：第一，孩子需要温暖、舒适、有安全感的环境；第二，只有规律的作息和明确的期待，才能使孩子们茁壮成长（安稳入睡）。我们会从这两方面入手，帮助父母分析并解决他们的问题。当其中的任何一方面没有得到满足时，就会发生睡眠问题。比如10个月左右的孩子每晚1~2个小时就会醒来一次（这种情况很常见），或者有些18个月的孩子只有在婴儿车中才能睡着，还有些孩子必须要父母陪在身边才能入睡，等等。

这些父母曾发誓说他们的孩子根本不会自己入睡，或天生就睡不好觉。但当我们给这些父母们制定出改进措施并实施之后，经过1~2周，他们的孩子就可以一觉睡11个小时，或者顺利地完成2个小时的午睡了，甚至有些孩子会跟他们道晚安之后，抱着他们的毛绒玩具，摇摇摆摆地上床自己睡觉去。

睡眠质量会影响到孩子生活的方方面面。良好的睡眠能让孩子情绪稳定、思维敏捷、创造能力更强。孩子们会因此更加健康——他们思路清晰，记忆力也变得更强。当孩子的睡眠质量得到了改善，你就会发现它所带来的好处。良好的睡眠可以改善整个家庭，这真是太神奇了！

本书内容概况

第一章将向你介绍孩子睡眠问题的概况，以及各年龄阶段需要的睡眠时间。

第二章概述改善各年龄段的孩子（从新生儿到刚会走路的孩子、学龄前儿童和刚刚入学的儿童）睡眠问题的基本方法。介绍了这些方法的核心理念。

第三、四、五章介绍了各年龄阶段孩子所适用的实施步骤和方法，以及主要的睡眠问题和需要实现的目标。

其中：

第三章针对0~4个月的新生儿；

第四章针对5个月到1岁的婴儿；

第五章针对2~6岁的儿童。

这三个章节的结构安排是这样的：

● 良好的睡眠习惯

良好的睡眠习惯是健康睡眠的基础。一旦养成了这个习惯，你的孩子将从现在开始拥有优质的睡眠质量。即使你迫切地想要解决孩子的某些睡眠问题，也请不要跳过这一部分的内容，因为这些习惯对于孩子是否拥有良好的睡眠质量至关重要。

● 睡眠问题的解决方案

针对不同年龄段孩子的睡眠问题，我们都能够提供相应的解决方案，让你的宝宝能够安心地独自入睡（除了0~4个月的新生儿）。

● 常见问题解惑

在每一章的最后一节，我们会回答各年龄段孩子的常见睡眠问题，其中包括如何处理长牙阶段、学习各种运动技能时期、如厕训练时期等各个阶段和时期中常见的问题。

第六章罗列了一些可能会影响孩子入睡的各种特殊情况的处理方法，比如与人同睡、旅行等。

第七章将帮助父母们睡得更好。我们见过许多父母在育儿的过程中牺牲了自己的睡眠。我们将帮助父母们重视自己的睡眠质量，而不仅仅只关注孩子的睡眠问题。

第八章介绍了有关睡眠的科学，以及睡眠能力在婴儿出生第一年中的发展过程。

附录中附带了创建孩子睡眠计划的表格，以及跟踪记录孩子睡眠情况的表格等实用工具。你也可以从我们的官网www.thehappysleeper.com上查询更多你感兴趣的内容。

目录

第四章　婴儿和学步的宝宝（5个月到2岁）

第五章　幼儿园和学龄前宝宝（2~6岁）

第六章　特殊情况

第七章　父母的睡眠

第八章　什么是睡眠

第一章

睡眠，如此重要

下面这些情况你是否觉得很熟悉?

- 你一边给宝宝喂奶,一边摇晃他的身体,直到他进入
  梦乡,才轻轻地俯身将他放进婴儿床,蹑手蹑脚地走
  出卧房。2个小时以后,宝宝醒了,哭着喊着要找你。
- 到了该睡觉的时间,宝宝以各种理由不睡。给他换睡
  衣,他到处乱跑;给他刷牙,他哇哇大哭;一遍一遍
  地叫你回卧房;一会儿想再喝点水,一会儿要你再给
  他唱首歌,一会儿又吵着和你要各种玩具。
- 为了能让宝宝睡着,你只好躺下来陪他,45分钟过去
  了,他睡了,可能你也睡了。
- 你的宝宝有时只是偶尔打个盹儿,可能是在婴儿车里,
  可能是在你的车里,也可能是在你抱着他的时候。
- 你的宝宝总是待到很晚,你怀疑他睡眠不足,但又想
  不出好办法让他早点入睡。
- 夜里,宝宝叫你,让你陪着他睡,或者爬到你床上一
  起睡。
- 宝宝不睡觉搞得你和你的伴侣精疲力竭,几乎没有精
  力在宝宝醒着的时候好好照顾他。

正如健康的饮食和规律的运动对人体的作用一样，良好的睡眠也是家人健康、家庭幸福的基本组成部分，是健康的必需条件。事实上，关于睡眠，宝宝有种天生的能力。他们从出生开始，大脑就被程序化地操控着以养成良好的睡眠习惯。

当宝宝想睡觉的时候，在适宜的地方，用正确的方式引导，他们睡觉的本能会让你吃惊。午休、常规睡觉、整夜睡觉——都不会费劲，完全不会让你感到焦虑。做到以下几点，你会发现，养成正确的睡眠习惯和反复醒来这样的不良习惯一样容易实现：

喂完宝宝，帮助他安静下来。给他洗个澡，换上睡衣，讲几个故事，抱一会儿，唱首歌，亲吻他，道晚安，轻轻地俯身把他放进婴儿床里，然后离开卧室。幸福的小宝贝翻滚着，抓着自己喜欢的玩具，渐渐摆出一个舒适的姿势，熟睡到第二天早上。你也能有时间吃个晚饭，看看书，睡前和伴侣一起做些事情，整夜不用醒来。

如果你的孩子已经超过5个月，坚持用我们的方法，一到两周内就能从入睡困难转为快乐入睡（对于5个月以下的宝宝，我们稍后将向你展示如何向快乐入睡转变的方法）。如果你阅读并采纳我们的基本理念，在未来的日子里，你的家人也将会建立起稳固的睡眠基础。对于入睡困难或者难以改变入睡方式的人来说，建立良好的睡眠习惯显得尤为重要。如果你有明确的计划，你家人的睡眠质量很快就能得到改善。

良好的睡眠不仅能使生活平静愉悦，也是你孩子幸福、成功和健康的基本保证。

睡眠缺乏的时代，你不是个案

现在的孩子们普遍严重睡眠不足。据统计，尽管专家认为婴幼儿平均睡眠时长应为11~12小时，但实际的平均睡眠时间为9.5小时，据不完全统计，1/3的婴幼儿有严重的睡眠问题。美国国家睡眠基金会的一项投票结果显示，1/2的婴儿和1/3的幼儿睡眠时间少于父母认为他们需要的时间。75%的婴儿家长和82%的学龄前儿童家长表示，希望改善孩子的睡眠状况。

很多成年人一犯困就喝含咖啡因的饮料提神，孩子们其实也一样！美国儿科学会指出，6~8岁的孩子10天有8天在喝含咖啡因的饮料。一项研究发现，2~5岁的孩子中，有2/3在喝碳酸饮料和茶。

为什么孩子会睡眠不足呢？对于这个问题，有很多种答案，其中最常见的有2个：

- **人们对睡眠有几个错误的认知。** 纵容孩子反复哭闹后入睡，父母对孩子的睡眠管理很严，规定孩子的睡觉时长，家人和孩子一起睡……各种指导和建议，让家长们感到困惑。
- **我们很忙。** 生活被安排得满满的。特别是孩子大一点儿的家长，家庭作业、特长班、各种活动、工作，这些因素都让坚持早睡的健康习惯难以保持。人工照明和电子产品使成人和孩子经常错过最佳的就寝时间。尽管睡眠本该是自然而然的事，但现代的生活方式很容易就能打破这一规律。

睡眠不足的孩子也不是不发育，实际上，经研究表明，很大一部分有睡眠障碍的婴幼儿，仍然会成长得很好。但是，如果你能尽早帮孩子养成健康的睡眠习惯，它就会伴随你孩子的一生。想象一下，你的宝宝自我安抚能力很强，他在长成一名快乐的学龄前儿童时自信又有主见，当灯光熄灭后，他还能在朋友家过夜，直至最终成长为一个休息良好、思维敏捷、时刻准备着向成功出发的少年。毫不夸张地说，你为孩子打下的正确的睡眠基础会让他受益终生。

看一看你的家人的建议睡眠时间，包括你自己的。和成人一样，孩子进入睡眠时的最佳状态、所需的时间也因人而异，这就是为什么建议的睡眠时间是一个区间而不是一个确切的数字。但是，几乎所有的孩子在24小时内都需要这些睡眠时间。孩子需要的这个量差不多占据了他们生活的一半或更多！只有极少数人被认为是"短睡眠者"，或者说他们比我们其他人需要的睡眠时间少。如果你的孩子的睡眠时间比建议的睡眠时间少，但各方面发挥都正常，那么你会惊讶地发现，如果能多睡30~60分钟，他可以表现得更好。毕竟，你的目标不仅仅是要培养一个发挥正常的孩子，更是要培养一个思维、创造力、平衡力都能达到最佳状态的孩子。

人体到底需要多少睡眠?

年龄	所需睡眠时间
新生儿（0~2月）	12~18小时
婴幼儿（3~11月）	14~15小时
幼儿（1~3岁）	12~14小时
学龄前儿童（3~5岁）	11~13小时
学龄儿童（5~10岁）	10~11小时
青少年（10~17岁）	8.5~9.25小时
成人	7~9小时

资料来源：美国国家睡眠基金会

如何判断孩子的睡眠是否充足

通常，你很难确定你的孩子是否休息得很好，因为他们不太容易将这种状况清晰地表达出来。孩子睡眠不足不易被察觉有以下两个原因：

• **婴儿和小孩累了也不会安静下来——反而会更加兴奋。**如果你见过疲劳过度的孩子仍旧欢快地在屋子里绕圈，或在上床前发脾气坚持要再看一会儿电视，那么你就会相信这是真的。婴儿累了就会敏感易怒（你将在第三章了解到，这是产生"入睡困难时间"的重要原因）。年龄大一点的孩子睡眠不足表现出的症状为专注力不够（简称ADHD）。

- **孩子不能判断自身睡眠质量的好坏。**斯坦福一项儿童睡眠研究发现，孩子即使整晚仅睡4个小时，也不会喊困。你真的不要指望孩子告诉你他什么时候会累——毕竟他需要你的帮助才能安静下来并入睡。

孩子在运动时，困倦很难被察觉，有时候，你发现他们终于坐着不动了，就表明他们很困了，例如在车里坐着，或坐在沙发上看书。这时，你就能看到一些犯困的信号——上下眼皮打架或者是一动不动地看着远处。

通过关注下面这些状况，你就能很容易地了解孩子的睡眠到底好不好。

睡眠不足的孩子的表现

- 早上需要被叫醒。
- 活泼好动，注意力不集中，易怒，易冲动，攻击性强。
- 走路或坐车过程中没到安排睡觉的时间就睡着了。
- 周末起床晚。
- 上课睡觉。
- 思维不灵敏，暴躁，容易受挫。

睡眠充足的孩子的表现

- 不用叫，自己就能起床。
- 除了午睡外，全天大部分时间都精力充沛。
- 白天走路或坐车过程中不睡觉(除去午休时间)。

- 平时和周末的睡觉时间基本一致。
- 在家和在托儿所或幼儿园的午休时间一致。

如果孩子仅仅是在整体的睡眠时间上达到了要求，那么，在某种意义上，对全家人来说却并非如此——例如，孩子需要你摇晃他半个小时才能入睡，或者是在入睡前要喝水，要上厕所，要再多听一个故事，这些都大大延迟了他的入睡时间。

也许你的孩子只有和你在一张床上时才可以入睡，或者只有在婴儿车里的时候才能睡着。在这样的情况下，孩子总的睡眠时间或许可以达标，但是他这样的睡眠行为是没有规律的，需要你的大量帮助才能奏效，这么看来，他仍然不具备自我安抚能力。由此可见，良好的睡眠不仅仅是为了满足数据要求，还要在家里养成良好的、自然而然的、规律性的睡眠习惯，让全家人都能睡好。

本书不仅会帮助你的孩子养成良好的睡眠习惯，而且还将使你的其他家庭成员轻松愉悦地实现健康睡眠这一目标。

良好的睡眠是成功、幸福、健康的基石

你的宝宝眼睛眯着，手臂软软的，双腿蜷起，看着他们睡觉是一件多么美好而又安宁的事情啊！哄宝宝睡着之后，我们也打算睡觉了（当宝宝真正进入梦乡时，做父母的会感觉到前所未有的轻松）。然而，事实上，睡觉并不意味着孩子停止了一切活动。当过渡到睡眠阶段时，孩子的大脑和身体里大量的生命活动就会开启。例如，当孩子进入到深度睡眠时，分泌的生长激素使得细胞分裂，组织修复和再生加速。睡觉时，记忆会得到巩固，孩子白天接收到的信息会被处理。

即使你知道高质量睡眠的价值，但你仍然会惊奇地发现，它对你孩子的身心健康竟有如此大的影响。

睡眠与学习成绩

一个很明显的事实是，在任何年龄段——刚出生、学龄前或青少年时期——良好的睡眠均有助于孩子获得更高的成就。

在一项著名的实验中，研究人员将一组学龄儿童的睡眠时间缩短30分钟，将另一组延长30分钟。结果发现，两组孩子的反应时间、专注力及记忆力均受到特别明显的影响。实际上，两组孩子相差的1个小时所产生的影响相当于两级学业。

孩子在学校成功与否最重要的信号之一是执行力水平，或者说管理情绪、行为和思想的能力——睡眠不足对这一技能的影响特别明显。大量研究表明，即使减少一点点睡眠，脑前额皮质（执行力的中枢神经）也会变得迟缓。睡眠不足的孩子也能做诸如谈话、进食、跑跳、玩耍这些基本活动，但是复杂的思考能力、冲动控制能力及创造力却会逐步下降。

孩子睡觉时，某些脑细胞彼此之间的关联会加强，而另一些则会减少或失去（这是生长发育重要的组成部分，因为大脑会自动完善大脑回路，优先选择它最需要的脑细胞）。这从本质上改善了大脑，巩固了清醒时学到的知识。婴儿之所以需要大量睡眠，可能就是因为他们要学的东西太多。婴儿在小睡过后可以更好地学习语言，学龄前儿童午睡过后空间能力就会增强。从两岁半到六岁，睡眠不足（每晚少于10小时）会导致词汇量不够，语言表达能力变差，即使是后来睡眠时间赶上同龄的孩子，词汇量和语言表达能力也不会有所提高。也就是说，早期睡眠不足会持续影响一个人的生长发育。

睡眠与行为习惯和情感控制

一个成人累了是什么感觉？又会做些什么呢？可能你的思想和行动都会变得迟缓，想蜷着一动不动，什么也不干，想躺在床上慢慢恢复体力。

但是小孩困了累了不会表达，甚至很多时候，他们都不知道自己累了。相反，他们累的时候身体会绷紧，过会儿又缓过劲儿来继续玩耍。心理学家一直在寻找睡眠和专注力不足两者之间的关系。他们发现，有睡眠问题的孩子，更容易产生多动、注意力不集中等问题（反之亦然，专注力不够的孩子发生睡眠问题的风险更高）。专注力不够的孩子往往白天容易犯困，这也正是含咖啡因的饮料大受欢迎的原因。实际上，多项研究表明，对许多孩子来说，治愈了睡眠问题，也就治愈了多动症和专注力不足的问题。这一治疗方法也适用于那些尚未被确诊为有注意力问题或行为问题的孩子。一项实验表明，每晚多睡30分钟（对于没有任何行为问题的孩子来说），就能显著改善他们焦虑、冲动、喜怒无常的情况。每晚少睡50分钟，结果就恰恰相反。

睡眠与健康

对孩子和大人来说，体重增加都和睡眠太少有关，睡眠时间较短的孩子长大后患肥胖症的风险更高。睡眠不足会使得体内协调食欲和代谢的化学物质发生紊乱，还会增加患高血压病的风险，也会影响免疫系统，使得孩子更容易生病。

父母们都很缺觉

在孩子出生的第一年中，父母夜里的睡眠时间会减少350个小时。美国国家睡眠基金会的一项调查显示，几乎2/3的父母（即使孩子已经学会走路或快上学了）认为他们的睡眠时间比实际需要的睡眠时间要少。

从某种程度上讲，确实如此——孩子一出生，你的睡眠安排自然就得被打乱几个月。庆幸的是，父母能较快地适应。我们似乎天生就有这种能习惯新生儿每2个小时醒来一次的节奏的能力，夜里时刻准备着照料孩子，还能努力过好我们的日常生活。

看看父母是如何描述睡眠不足的吧！

"我感觉自己像在水下，看不清东西，心慌，不知所措。"

"紧张，易怒，健忘。"

"很困惑，情绪化。"

"爱生气，容易饿。"

"没有判断力，完全不在状态。这些天诸事不顺，尤其是都忘记笑了。"

"脾气暴躁，无能为力，意识模糊，没有耐心，无所事事。"

"一到晚上就焦虑过度，紧张不安。"

"感觉像是迷失方向了。"

很多父母从孩子刚出生的时候就开始缺觉，接下来的几个月甚至是几年都是这个状态。

这些父母缺觉也就缺觉了，补不回来了，因为他们根本就没有机会补回来。家里有孩子的父母，无论孩子多大，都会说他们睡眠不足，甚至缺乏锻炼，因为太困了。说这话的父母是没有孩子的夫妻的2倍。睡眠严重不足的父母易怒，没有耐心，工作效率不高，一点小事儿都显得力不从心——更糟糕的是，没法儿和孩子好好玩儿。

10个月大的埃文和他疲惫的父母

乔安娜：埃文10个月大的时候，我能很明显地看出他的睡眠不好，我发现自己整晚都在一边睡一边照顾他（尽管我们提前5个月就开始打乱作息时间）。最开始，他能睡5个小时，但是后来每隔1小时都会醒！这让我们夫妻俩感觉精疲力竭。最糟糕的是，我们开始埋怨埃文了，和他在一起也不那么开心了。但是当我们开始执行这个睡眠计划时，全家就都睡得很好了，有彼此的陪伴，又能重拾往日的快乐。

不妨这样想一想：调整好孩子的睡眠对你很重要，同样，你健康的睡眠习惯对你的孩子也很重要，因为你会感到时间充裕，不急不躁，精力充沛。

如果还不够，不妨想想睡眠不好可能会给家庭安全带来什么样的风险。家里有孩子的父母开车明显不如没孩子的父母有精神。疲劳驾驶是重大安全隐患，更有甚者，37%的成人说他们曾在开着车时睡着（13%的人说他们差不多每个月都有一次疲劳驾驶）。保守估计，每年有10万件交通事故是由疲劳驾驶引发的——这造成1500人死亡，71000人受伤。

做幸福的睡眠者

以下是让孩子睡好觉的办法

- 父母性情温和，体谅孩子。
- 孩子用自我安抚的方式入睡。
- 家人的睡眠习惯比较明确。
- 规律的睡眠时间安排有助于支撑自然入睡的生物机制。

不管你是陷入了睡眠严重不足的困境，还是单纯地想改善孩子的睡眠质量，这本书都将为你一一解决这些问题。使用这本书提供的方法，你所遭遇的睡眠问题都能迅速得到解决。

本书旨在通过建立规范严格的计划来改善孩子的睡眠，你大可不必有什么顾虑，父母不急不躁，全力配合和让孩子整晚自己睡并不矛盾——我们将带你解读二者是如何共同协作、相辅相成的。

既然我们认识到良好睡眠的迫切意义，以及达成良好睡眠的原理，那就让我们一起来领略本书中的奇妙方法吧！

第二章

宝宝安睡技巧大比拼

置之不理法与亲密安抚法

如果你曾急切地寻找有助于睡眠的好方法，那么你应该知道这两种极端对立的方法，即置之不理法和亲密安抚法。第一种方法旨在强调睡眠的结构性及独立性，第二种方法告诉我们要灵活地对孩子的需求做出应对。这两种方法看似互相矛盾。

事实上，这种划分方法非但不正确，还起不到任何帮助作用。因为独立睡眠模式和安抚睡眠模式彼此之间的矛盾，使得父母们更加迷茫不解——似乎这两种方法从来就不一致。

从心理学角度讲，安抚睡眠法的主旨是支持孩子，同时鼓励他学习、发展、走向独立。当你打算换一种方式去改善孩子的睡眠时，通常会引发孩子的抗拒——毕竟你正在用一种新的方式改变孩子根深蒂固的睡眠习惯。其实，如果你做得小心谨慎，并始终坚持使用新的方式，你的孩子就会产生依赖（尽管这种改变会让孩子表现出比较激烈的情绪），并最终学会这种能帮助他安然入睡的新方式。安抚孩子，相信孩子有能力改变睡眠方式，符合依恋理论原则。

为了孩子能有最佳的睡眠状态，你既需要坚持一致性睡眠计划，也需要对孩子的友好依恋进行及时响应（以下，我们将其称为"协调性"）。

良好的一致性和协调性，帮孩子快乐入睡

在本节内容中，你将看到健康睡眠的两个重要方面：一致性和协调性。你还将知道它们是如何共同作用，让孩子健康快乐地入睡的。

一致性：你的小小科学家

一致性在育儿的每个阶段都极其重要，这是因为你的孩子从新生儿开始，就已经开始建立识别、认知这些模式的能力了。新生儿以惊人的速度获取知识和技能，他们从一开始就特别擅长联想学习（联想记忆事件及所发生的环境）。

这就是为什么连最小的孩子都能如此快速地养成好习惯的原因，也是为什么在他们所处的睡眠环境中，能如此轻易地对看到的、听到的、摸到的，甚至尝到的东西（例如睡前喝奶）产生依赖。6个月后，婴儿越来越擅长联想性学习，会更加强烈地、明确地记忆和联想事物。

这过程中的关键是用孩子的自然趋势来识别模式、形成习惯，而不是阻碍自然趋势的发展。婴儿和儿童都对陌生的模式有很强的探索欲，但是他们比成人更容易忘记原有的模式——他们会在内部环境中给新的行为习

惯保留空间。

　　当你建立婴儿的自我安抚睡眠模式时，可以使用睡眠阶梯法或睡眠波法，孩子能够识别并信任这种模式，放弃之前无用的模式，逐渐安静下来。婴儿和儿童不仅仅是在探寻模式，更会在找到适合他们的模式时放松下来（让身体变轻松对睡眠的重要性，我想不需要再跟你强调了吧）。

举例说明一致性：希望对你有所帮助

　　一个6个月大的婴儿发现了一种模式，随着时间的推移，这种模式扰乱了他的睡眠：

　　你的孩子在移动的婴儿车里睡着了。几周之后，他开始将婴儿车移动的频率、座椅的弧度、街道上来来往往的嘈杂声和睡眠联系起来。现在，他似乎无法在静止的婴儿车里安静地入睡了。

同样还是这个婴儿，他现有的模式能让他安然入睡：

你把婴儿放进他的婴儿床小睡。他的头来回摆动，伴着暖暖的感觉和风扇的声音入睡。他将他的房间、小床以及自己身体运动所发出的信号和睡眠联系起来。

我们将给你讲述的每一种方法（尤其是针对5个月以上的孩子的方法）都要求一致性这一核心元素，这不仅仅是一种方法，还是还原婴儿大脑运行方式的有利证据。许多父母告诉我们，他们也曾想尽一切办法让孩子入睡，但是随着对孩子了解程度的不断深入，我们发现，几乎总有不一致的地方（即使是很小的不一致性）会打破孩子的行为习惯，扰乱孩子的睡眠进程。如果你能驾驭这种观点，你就会发现，当你可以顺利地执行睡眠计划时，仅仅一两周时间，原有的睡眠方式都会消失，取而代之的是新的、极有帮助的睡眠方式。

最初三到四个月的一致性：特殊情况

出生后的前几个月是独特的，因为完全没有形成结构性——这段时间，你不会在喂哺及宝宝睡眠方面感到压力。遵守婴儿早期的这些信号，可以使得孩子的睡眠生物节律自然发展，这对于早期依赖关系的形成及母乳喂养的成功同样至关重要。小婴儿在形成固定的行为习惯以前，神经系统及身体发育都需要时间来完善。这段时间就像是蜜月期，一切可行的安抚方法都可以拿来使用。当你能及时对婴儿发出的信号做出反应时，他就会对你产生信任感，觉得这个世界是美好的。最初的这几个月不要在满足孩子需求方面犯错，在第三章讲避免养成不可取的睡眠习惯时，我们会给你介绍详细的方法。

在孩子将近4个月大的时候，他就会意识到可预见的行为习惯，而且特别敏感。到5~6个月的时候，大多数婴儿就能够整夜睡觉，并开始形成规律性的睡眠习惯了。这就是为什么说到0~4个月大的婴儿和5个月到2岁的孩子时，我们需要分别用独立的章节来讲——帮助婴儿睡眠的方法和帮助大一点的孩子或者是学步时期的孩子的方法是不一样的。

依恋关系与协调关系：如何避免夜间直升机式育儿

婴儿和儿童都需要温暖、抚触和关爱。轻抚我们的小宝宝，满足他们的需求，可以建立一种信任感，让他们感到探索这个世界的过程是舒适的。这种天生的生物程序系统不但表现在人类身上，在许多动物身上也是如此（比如小猴子紧紧跟随妈妈，以妈妈为基准进行一切探险活动）。这就是依恋理论的基础，也是理解孩子发育最重要的方式之一。

只可惜，在很多育儿书籍或媒体上，"依恋关系"被翻译曲解成黏人、跟屁虫。很多父母都不了解，其实安全的依恋关系来自温暖和及时响应。当孩子不需要你的帮助，可以独自面对挑战时，他们是在成长学习。这时，你要鼓励他们。随着时间的推移，孩子会不断变得更独立。

谈到睡觉，按照"依恋"字面意思理解的父母就会一下子冲过来，过度帮助孩子——在夜晚变成了直升机式父母（就像直升机一样，随时盘旋在孩子上空，实时监控）。难怪很多父母在尝试这种方式后都睡眠不足！

能适度理解依恋关系的父母，通常可以在一段时间后摆脱这个问题，因为她们的宝宝有更好的空间尝试自己的睡眠。我们称这个程度的依恋式育儿方式为"亲密育儿法"。

一位母亲感到精疲力竭，她被"亲密育儿法"给难倒了

一位有6个月大的孩子的妈妈说："我再也不想继续亲密育儿法了。"我们问她为什么。她说："一周7天，每天7小时，每过一会儿去看孩子，孩子都醒着。我每天晚上花费如此多的时间让孩子睡觉，一遍又一遍，他的睡眠非但没有改善，反而越来越糟糕。我们都太累了，几乎无法正常工作。"我们看到了事情的根源——父母并没有完全理解适度安抚的真正含义，他们将注意力完全放在孩子的身上，看他学会独立，学会学习，或者努力挣扎。父母一门心思帮助孩子，然而，随着时间的推移，孩子会过分依赖父母，无法真正实践自己的技能。

其实，不光是睡眠，协调性也可以用在育儿的其他方面。想象一下，你15个月大的宝宝正在很努力地进行图形分类，他胖乎乎的小手用力将一块块碎片塞进去。也许你很想帮他一把，但是你知道，如果他想学会，就得自己努力。这时，你可能会说两句鼓励他的话，但是如果你选择上前帮他，那么他以后就会直接将碎片送到你面前，让你帮他做这件事。

我想要说的是，你为孩子做了他会做的事情，就相当于剥夺了他努力尝试、并最终学会某项技能的机会。

这就是为什么我们使用"协调性"一词，而不是"依附性"——这样就能清楚地知道我们的目标在哪里。实现协调性的做法是，孩子自己学习的时候，你在孩子旁边观察，这样就能知道什么时候应该帮助他，什么时候应该给他留有空间。

能实现协调性的父母都可以在孩子明确提出自己的期望时及时做出反应。他们给孩子这样的信号：我和你待在一起，看着你，但是我知道你自己可以做到。你不是不帮忙（关上门再也没反应），也不是过度帮忙（孩子大到完全不需要摇晃安抚了，还搂着他躺下，拍着哄着让他睡觉）。当你以这样的方式对待你的孩子时，你会发现，他入睡能力出色得令人惊讶。这不是因为你训练他或者哄他睡觉的效果有多好，而是他有能力形成自己自然的、本能的睡眠能力。停下来观察，让孩子找到适合自己的睡觉方式，这可能做起来很难，但它确实是你的孩子成长所必须要面对的过程。

> 协调的态度应该是充满好奇的，而不是下意识的反应。这能使孩子感觉有爱他疼他的父母在身边陪伴，心里很踏实，同时也让他们相信自己有能力做好并不断去实践。婴儿一天一个样，他们的成长从不会停歇，父母要最大限度地培养（而不是扼杀）孩子的睡眠习惯，让孩子有足够的空间来协调这些发育期的技能。在附录里，你将看到帮助父母建立协调性和专注力的练习。

是不是听起来很合乎情理？然而，随着时间的推移，我们会看到，很多父母要么不断走向过度帮助，要么先过度帮助，等到实在受不了且发现别无选择了，就苛责或者干脆不再帮助。本章的每一种方法都将针对如何做出反应给你具体的指导，同时也能让孩子做好自我安抚（5个月大以后），以便他能愉快地、独立地入睡。

协调性具体实例：宝宝学步期的睡眠烦恼

一个刚学走路的小孩本能地害怕漆黑的屋子。一夜又一夜，他拒绝单独在自己的房间入睡，这让父母感到精疲力尽。

袖手旁观：你心灰意冷，冲着他大吼："有什么好害怕的！"然后关上门出去了，他哭了你也没进去。

过度帮助：你和孩子一起躺下，直到他入睡，而且以后每次他上床睡觉时你都这么做。

协调性计划：你尝试着在白天把窗帘拉上，把房间弄黑，陪孩子练习。你给他讲光明和黑暗的交替，用手电筒和他一起玩儿，教他识别影子。到睡觉的时候，你拥抱亲吻孩子的玩具10次，告诉孩子如果他想要也能得到拥抱和亲吻。你和他说晚安，然后在他的房间里等5分钟，给他一个缓冲期（详见第五章对反向睡眠波的讲解）。

婴儿的内在协调性——自我感觉良好

你知道人们独处时的本能感觉有多灵敏吗？一些人会感觉很舒适，另一些人在长时间没人打扰或没人陪伴时就会感到心里不安。

小孩子通常很难向父母表述自我感觉舒适（被称为"内在协调法"）与否，随着孩子的成长，这种能力会慢慢提高。从孩子和你的身体分开那一刻起，这种能力就开始建立，孩子在自己的世界里逐步探索，建立自信。实际上，当我们遇到睡不好觉（或者独处时睡不好觉）的青少年或成人时，我们首先会想到是否存在自信心和内在协调没有发展起来的问题。不要给孩子传达"你需要我"的信号，而是要想办法帮助孩子建立安全感，让他自己一个人也能安然入睡（知道爸爸或妈妈在他身边）。当婴儿逐渐开始信任他们自己时——自己能解决面对的难题，独处也没问题——表示婴儿的自我意识已经形成，他们开始发觉自己的独一无二。这种自我意识（或者说是自我关系）是形成独立个体的一部分，能让他们在面对这个世界的时候充满慈悲和怜悯。

练习：等待，观望，惊奇

　　这项练习是一种很好的、能检测孩子自身协调性的形成的方式。有没有注意到婴儿会盯着自己的手看，盯着窗外摇曳的树枝看，盯着天花板上来回闪动的灯光看。耐心等待，什么都不要做。仔细观察，尽可能注意观察孩子做的每一件事情。想知道他会持续多久，下一步会做什么吗？如果你发现孩子高兴或者是专注于自己的小世界，那就让他做吧！不要觉得他好像需要你不断地鼓励和提示。看看当孩子在努力、坚持，或者经历一点小挫折时，他会尝试用什么方法。他可能是去够一个玩具，或者是在尝试着打滚、爬行。再提醒一次，尽管你有股冲动，想去帮助他，但是请不要这样做，聪明的做法是等待、观望，看看到底会发生什么。一旦孩子在白天获得了这份自信，那么晚上应对黑暗的能力也就会有所加强了。

了解3~4个月大的孩子的协调感

对于出生3~4个月的婴儿来说，他的需求和模式变幻不定，需要父母不断变化，灵活应对他的需求。新生儿的父母有大量的空间来尝试新的东西，不断去为孩子做些事情。这段时间里，一开始你可以多帮他一点，随着他的成长，慢慢地减少帮助，多让他自己去实践。你的目的就是怀着一颗好奇的心，静静地观察孩子自我安抚的一些信号。

在第三章里，我们将向你展示鼓励自我安抚的小技巧及安抚程序。当婴儿哭闹时，不要以为他就是饿了。观察，仔细地听——这让你的孩子有机会向你展示他不断增加的能力。昨天，他哭闹可能只是需要你的帮助，但今天又是新的一天，一旦你不去管他，你就会发现他可能会吮吸手指或拍着心爱的玩具，让自己安静下来。如果你不等一会儿，不注意观察，那你就永远发现不了孩子的这项新技能。

了解更大点孩子的协调感

大一点的婴儿和小孩都已具备睡好觉的能力了（尽管在你家里可能不是这样）。这时候，你仍然可以对孩子的需求有所反应，但重点是要把这种需要安抚的信号传达给孩子，让他在睡觉前后对此有心理预期。尽管大一点的孩子仍然需要爱抚，但是该睡觉了，你就应该把这份责任转交给他，他有能力做好，给他留有空间，让他在自己的睡眠世界里感到自信和安全。

事实上，不论你的孩子多大，建立良好的睡眠习惯都是很有必要的。建立良好的睡眠绝不是为了图一时轻松，它也是你家庭哲学的一个重要组成部分，并且还会影响你孩子的整个成长发育。

第三章

初生的小宝宝

（0~4个月）

宝宝有他自己的空间，在这个空间内，他会时不时地来回翻滚、磨牙、摇秋千、玩其他玩具、生病、打盹、小睡、上床刚睡一会儿又醒了，反反复复。

良好的入睡习惯

宝宝的睡眠：前4个月的目标

新手父母经常为之困扰的一件事，就是宝宝的睡眠问题。新生儿的作息时间很不规律，父母想要在夜晚休息好实在是太难了，这也是宝宝的睡眠问题成为父母之间最受欢迎的话题的原因（尽管这些讨论对于"如何让宝宝睡着"没有任何帮助）。

在宝宝刚出生后的前4个月，他可能无法整夜睡觉，我们会教你如何做好准备，鼓励孩子自己逐渐将睡眠的时间变得越来越长。

本章的目标

• 在家里建立起良好的睡眠模式和睡眠环境。

• 为你提供一些帮助新生宝宝形成自我安抚能力的方法，并说明如何平衡父母安抚与让孩子形成自我安抚之间的关系。

• 避免一些常见的误区。

本章的主要思想是建立一个"旁观者"的立场。非常小的宝宝需要从父母那儿得到帮助，来稳定自己不断发展的小神经系统——这就是为什么当我们把他们抱在怀里的时候，总是不自觉地要摇晃他们。但是随着年龄的增长，他们逐渐有能力自我安抚，并安然入睡。问题是如果父母养成反复安抚的习惯（比如来回摇晃哄着入睡），时间长了，就会阻碍宝宝某些能力的发展。

再看观望式的父母，他们时刻密切关注孩子独处时是否安全，是否需要帮忙。观望式育儿让我们知道该在什么时候去安抚孩子。给孩子留出空间和机会，让他们能向我们展示他们能做什么。

我们保证，无论你的宝宝是一次只睡5个小时，还是每2小时醒一次，很快都能睡得安稳。无论你的孩子处于哪种状态，我们都将帮助你建立一个良好的睡眠基础。

每个宝宝都有自己的睡眠模式

新生儿每天通常能睡16~18个小时，它们由频繁的午休和夜间睡眠组成。由于神经系统和生物钟尚未发育成熟（详见第八章），新生儿的睡眠很不稳定，换句话说，新生儿的睡眠是时断时续的。这和父母们很不一样，父母们已经习惯了什么时候睡，睡多长时间。凭借着经验，我们知道，让父母从深度睡眠一下子过渡到醒来并安抚新生儿会有多痛苦。如果你正处在这个阶段，会觉得这样的日子似乎永远没有尽头——永远别想睡个好觉。

好在这样的日子肯定是会结束的。孩子出生几个月后，睡眠能力会逐渐改善，父母也会得到良好的睡眠，还能建立一个持久的家庭睡眠模式。但是，每个孩子的睡眠发育是不一样的——有些孩子在出生后的前几周一次睡眠时间就很长，而有些孩子几个月大了还是每隔几个小时就醒一次。如果是早产儿，得需要更多时间来养成睡眠习惯。如果他身体的各项指标都正常，睡眠质量最终会赶上其他孩子。不要想着一个特别小的宝宝能坚持固定的作息规律（也不要想着喂养时间能规律，因为按需哺乳才是最好的母乳喂养模式）。最好是跟着孩子的节奏走，让他随着身体的发育自然形成规律性的睡眠模式。

昼夜的困惑

当你把你的小家伙从医院带回家时，他可能会不分昼夜地睡上很长一段时间。这种情况我们通常称之为"昼夜混淆"——这是婴儿生理系统还未完善造成的。从他在子宫里与你紧紧地依偎在一起开始，他就从你这里得到了每天的时间信号，因为像褪黑素这样的化学物质会随着你的昼夜节律而上升和下降。但在婴儿出生后，没有了这些来自母亲的化学信号，他们的生物钟就会紊乱——这就导致了不可预知的睡眠。

孩子的生物钟需要几个月的时间才能发育成熟，这是正常的发育过程。在此期间，你可以按照以下方法鼓励孩子分清白天和黑夜：

- 白天，带孩子出去，但别让他直接晒到太阳。白天早点出门，训练他的生物钟。试着上午10点就出去溜达，或者就只是在门口坐着。千万记得避免新生儿被阳光直射。

- 让他知道这是早晨。早上孩子醒来，给他唱首歌，把窗帘拉开，让阳光照进来。

- 白天轻轻地叫醒孩子，至少每隔3小时喂一次。

- 白天让他在热闹的地方活动，晚上让他在黑暗安静的房间里睡觉。

- 晚上，将家里的灯光调暗（即便孩子没睡觉）。

对大多数父母来说，最有挑战性的时期是宝宝出生4~6周时——这时宝宝刚刚走过混混沌沌的新生儿期。新意识（如会笑了）连同尚未发育成熟的神经系统会让睡眠变得极难把握。这个阶段孩子可能特别不好哄。一些父母感觉在最初的4周里已经被孩子不规律的睡眠折磨得睡眠严重不足了，如果4周过去了孩子的睡眠还是不稳定，很多父母的睡眠就会面临崩溃。

到了8周左右，许多孩子在夜里开始有长时间的睡眠（能达到4~8小时）。通常前半夜睡的时间比较长，后半夜就开始每2~4小时醒一次，白天也时不时睡一觉。

大部分宝宝在3~4个月的时候都能连续睡8小时以上，但是有一些孩子仍然每2~4小时就醒一次，一些能连续睡很长时间的孩子也会时不时地醒来。这时，如果孩子烦躁不安，就表示他可能是累了。

大概到5个月左右，宝宝夜里就能睡11~12个小时了（你将在下一章了解到，喂养时间也会算在内）。许多医生认为，孩子6个月大的时候，夜间不进食也能睡够11~12个小时。这时，一些父母选择夜间不再喂奶，另外一些父母会适当地喂一点。5~6个月以后，即使夜间进食，时间也会特别短，而且（在父母的帮助下），孩子吃完就会直接睡着，这样孩子和父母的睡眠基本上都没被打断多久。

晚7点，神奇的睡觉时间

新生儿出生后的前几周睡眠基本没什么规律，但是到6~8周时，你就会注意到，孩子从晚6点或7点左右就开始进入长时间的睡眠。这是因为他的生物钟系统开始走向成熟，并向身体发送太阳一落山就睡觉的信号。在第八章，我们将向你介绍昼夜节律及孩子的生物钟是如何走向成熟的。

事实上，很多父母发现在午后或傍晚孩子特别容易哭闹，这是孩子太累的表现。尤其是到傍晚，你会发现孩子开始不耐烦了，其实他只是想睡觉了（尽管由于身体没有发育成熟，不受控制，依然很难哄他睡觉）。

晚7点是一个神奇的时间点。这个时段如果你试图阻止孩子睡觉，一定是自找苦吃，因为他已经处于疲劳的状态。另一方面，早点就寝，随着时间的推移，孩子的睡眠时间会越来越长。同时，随着孩子生物钟的逐渐成熟，早晨他有可能很早就会醒来。考虑到早期的这种自然规律，晚7点就把他放下睡觉，能满足他保持11~12小时睡眠的需求。即使他可能也没觉得累，但如果有了想要睡觉的迹象，都应当鼓励他入睡，而不是等到他打呵欠或者烦躁不安的时候。

形成这样的睡眠模式至少要等到孩子长到10周左右。如果你的孩子在7点以后睡觉，那么你可以每天晚上把这个时间往前提15分钟或再早一点，或者每天一到这个时间就直接把他放下来睡觉——几次之后，他就可能调整过来了。

马德琳的早睡理念，造就深层睡眠

利兹：马德琳每晚从六七点钟就开始尝试睡觉，因此，当他3个月大的时候，我就能够说服我丈夫早点把他放在床上。我们把他的房间布置得像洞穴一样。第一天晚上，他睡了11个小时！我通过监控器听到他翻身的声音，看到他动了几下，把手放进嘴里吮吸，但每次他都会很快地再次入睡。我真后悔没早点尝试这么做。在运用这套睡眠方法之前，他都要很晚才上床睡觉（10点或更晚），而且只睡7~8个小时。

如果你希望有一个睡眠时间表，请记住，出生8周的宝宝会在睡醒后的90分钟到2小时内再次入睡，因此要记清他上一次睡醒的时间。考虑到在正式入睡之前，孩子有90分钟的清醒期，因此你可以轻轻叫醒你的孩子。到3个月左右，许多孩子经常一直睡到晚上6点，你可以轻轻唤醒他，直至7点时让他再次入睡。记住这一点很有帮助，因为这个年龄段孩子的睡眠习惯还不稳定。

这是否意味着从现在开始每晚6点以后你必须在家呢？当然不用！许多父母能很轻松地抱着熟睡的宝宝走进熙熙攘攘的餐馆。但要注意，这时孩子的生物钟正处于发育时期，早点上床睡觉是一个不错的主意。到4个月大的时候，他就可以按照既定的睡眠时间，在他自己的床上睡觉了。

3个月大的里奥的睡觉时间从晚上9点改到了晚上7点

斯蒂芬妮：我了解到7点这个神奇的睡觉时间是在里奥大概3个月大的时候。那时，他上床睡觉的时间是晚上9点或9点半。我们试着一下子就把他的睡觉时间改到7点，然而他并没有做好这一准备。但是一周之后，我发现他想睡觉的时间越来越早。现如今，他7点就会上床睡觉，有时白天玩累了会睡得更早。从晚上7点一直睡到早上7点，他睡得很好，而且夜里只用喂一回。

宝宝就寝时间：生物钟的情况

建立起固定的就寝时间能让宝宝的生物钟强大起来。夜间就寝时，即使是很小的波动也会对生物钟造成影响。如果能坚持固定的作息时间，宝宝的自我安抚能力、入睡和睡眠状态都会有很大的提升。就寝时间是睡眠的重要组成部分，因此，我们强烈建议你坚持固定的就寝时间。这可能会让你觉得有些机械，但是请记住，宝宝的生物钟希望他在固定时间做同一件事情。

睡觉的行为习惯

宝宝是自然模式的探索者，他们能很快地学会日常的行为习惯。增强他们对自然模式的探索能力，最佳方法之一就是养成固定的就寝时间。你在睡前不断安抚宝宝能有效地让他安静下来，进而进入睡眠模式。在你考虑宝宝固定的睡眠时间之前，你需要安排好自己的就寝时间（在宝宝6~8周时开始比较好），因为这个阶段是可预测的。

以下这些只是举例说明。你会找到属于你自己的方法（例如，一些父母会给宝宝做抚触，另外一些父母则有自己的方法）。确保你是在安抚他，而不是让他变得更加兴奋。

0~2个月	3~5个月	5~7个月
洗澡	洗澡	洗澡
抚触	换睡衣	抚触
换睡衣	喂哺	换睡衣
喂哺	宝宝自主玩耍	喂哺
一边摇晃一边唱歌	念书	念书
上床睡觉	一边摇晃一边轻声唱歌	和房间里的物品道晚安
	上床睡觉	一边摇晃一边轻声唱歌
		上床睡觉

反复安抚

在这一阶段，你睡前所做的工作应该保持在30~45分钟之间，包括洗澡、宝宝抚触、换宽松的睡衣、念书、喂奶、唱歌、上床等。如果在这个过程中，你的节奏舒缓安静，那么这个行为习惯的每一步都是可预见的，流程的结束也会自然清晰，你的宝宝会逐渐适应这些，他的身体也会期待这个过程。这时，大功告成，你完成了睡眠习惯的最后一步！每天晚上坚持同样的做法，并且每次都以同一首歌或同一个词——像"睡吧，睡吧，妈妈爱你"之类的——来结束，且保持不变。

将喂奶与睡觉分开

当你进行到睡眠习惯的最后一步时，千万不要在睡前喂宝宝，因为这会让他迅速在喝奶和睡觉之间建立起强烈的联系。这种睡眠联想很容易中断宝宝形成的自我安抚睡眠过程。如果你从现在开始找机会断开这种联系，一段时间过后，宝宝自我安抚的能力就会发展得更好。

试着把宝宝放下，轻轻地拍他，让他睡着，而不是等他完全睡着了才把他下。这样，当他在夜间醒来发现自己在床上时才不会感到吃惊。当然，所有的孩子都是不同的，在这个年龄段，一些孩子仍然要吃饱了才能睡觉。但是这并非不能解决，你可以试着在孩子昏昏欲睡时就放下他。你会在后文中读到更多有关孩子没入睡的情况下把他放下的知识。如果你的宝宝在5个月大的时候还要依赖吃奶才能入睡，在第四章我们将教你如何改变这种情况。

慢慢来，宝宝就是一块海绵

宝宝有着惊人的能力，会注意到你情绪的变化。你越放松，你的宝宝就越放松。这并不是说你做什么都得安安静静、一声不出，我们只是希望你能给宝宝传递一种安静的信号，而不是不耐烦地嚷着："快睡觉吧！"你可以尝试做几次深呼吸，这能让你的神经系统放松下来。

> 不要低估宝宝镜像神经元（受我们周围人群情绪和行为习惯影响产生的脑细胞）的强大力量。宝宝特别敏感，能很快地捕捉到我们的意图和内部状态（看我们是活跃的还是放松的）。研究也表明，你在抱着宝宝时，如果心率和呼吸频率有变化，宝宝的心率和呼吸频率也会立刻跟着变化。

宝宝自主玩耍

到宝宝3个月大时，他们会希望每天有10~15分钟安静的、自己玩耍的时间。在这段时间内，你可以和宝宝一起坐在地板上，看他自己玩，跟着他的思路走。这样就有机会从你为宝宝做事情（白天经常都是这么度过的：你喂他、给他洗澡、抱着他等），转为宝宝自己独立掌控一切，并且发觉他自己的兴趣所在。当宝宝注意到你对他的关注时，他的大脑就做好了自我调节的准备，这将有助于他的睡眠。

在宝宝睡觉的房间做最后一个步骤

走进宝宝将要睡觉的房间，做你日常要做的最后一个步骤——将灯光调暗，压低声音，放慢速度，让一切都安静下来。光（包括自然光和人造光）对人睡眠的影响不分年龄，因此在睡前1个小时调暗灯光（包括电视机、电脑和所有屏幕）对所有人都有帮助。

每个宝宝都是个例

入睡前的日常安排取决于宝宝本身。有些宝宝能清楚地表示出自己不想再静静地躺着接受抚触，有些宝宝会在你唱完最后一首歌或道完晚安的时候，想尽快上床舒服地躺着，有些宝宝希望父母在他们即将走出房间时唱最后一首歌。

朱莉：杰克小时候就喜欢在睡前让我唱歌给他听。那时候我太累了，只能躺在地板上，双脚放在他的床沿儿上"对着脚趾头唱歌"。我真不知道这种滑稽的习惯是什么时候结束的，但或许这能帮你想出自己哄宝宝的方式吧——如果你同样很累！杰克知道哪个是最后一首歌，唱完我就起身对他说："睡吧，睡吧，睡个好觉，天亮我们再见。"然后，我就会轻轻地退出他的卧室。

宝宝抚触的基本知识

轻柔的抚触能让宝宝的身体和神经系统放松，更好地进入梦乡。抚触不仅能帮助宝宝缓解神经紧张，还能建立幸福感，增强免疫功能，促进大脑发育。

- 把宝宝放在一个舒适、温暖、平坦、安全的平面上。
- 在你的手掌上涂点植物油，如甜杏仁油，两只手反复揉搓至温热。
- 用眼神告诉你的宝宝你要开始给他做按摩了。
- 两只手从大腿处往下按摩，一只手跟着另一只手，轻轻地顺着两条腿往下按摩。
- 当按到脚的时候，用拇指在足底画圈，然后轻轻地拉起每一个脚趾。
- 双手平放在宝宝胸前，向外轻轻地画一个大圈。
- 一只手平放在宝宝的胸部，另一只手向下轻轻拍打大腿两侧。

- 举起宝宝的一只手臂，从肩部到手臂反复按摩，轻轻地向各个方向旋转几次手腕。
- 用拇指在宝宝的手掌心画圈，轻轻地拉起每一根手指。
- 轻轻地以画圈的方式按揉宝宝的肚子。
- 从肩部按到脚部，然后结束按摩。

一般而言，宝宝都喜欢温柔但有力的抚摸，而不是软绵绵的像挠痒痒似的抚摸。

密切关注宝宝的反应。如果他觉得够了，就不要再按摩了。当宝宝想活动时，他就会开始排斥按摩，这很正常。如果这个时段的按摩不能帮助他在睡前安静下来，那么就换个时间段再按摩。

宝宝所处的环境与安抚技巧

宝宝所处的环境，对睡眠有很大的影响，他们会本能地感觉到是否安全。所以，不论在什么环境中，要想让宝宝睡觉，都要多安抚他，多一些身体接触——这有助于他将外部环境内化为一种被爱的感觉，同时也能让他觉得所处的环境很安全。

让宝宝感到安全、放松的环境	
白噪音	襁褓包裹
光	吮吸的需要
走动，摇晃，抱着	你为夜间睡觉作的准备

白噪音

宝宝在子宫里已经习惯了听模糊的声音，用类似于白噪音（指声音中的频率分量的功率在0~20KHZ内都是均匀的）的声音安抚他，可以让他平静下来。要用变化小的、自然的声音，而不用不变的、喧闹的、单调的声音去安抚。你也可以将风扇（使空气有轻微流动也符合睡眠安全的建议）开到低挡或中挡。保持这种噪音整晚都在，而不是使用定时器或者消音器。一旦宝宝长到4个月，就不需要再用这种白噪音来进行安抚了，但你仍旧可以用白噪音来掩盖屋内屋外的其他噪音。

光

光是有助于宝宝入睡和清醒的一个重要因素，因此要最大限度地利用好光。把宝宝睡觉房间的窗户遮住或挂上窗帘，别让早晨的阳光照进来。即使是早晨的第一缕阳光也能给宝宝发送起床的信号，因此较暗的屋子能延长宝宝的睡觉时间。

当宝宝白天醒来的时候，要确保他的大脑和身体都知道这是白天。拉开遮光的帘子（切忌阳光直射），或者在早上带他散个步，和他说话，再唱上一首优美的晨曲，这些都能帮助他形成生物钟。

走动，摇晃，抱着

你对宝宝的热情、你与他皮肤接触的感觉以及你抱他的动作，都能让他感到很安心。带他出去，给他穿少点，让他多和你接触。在外面散步，运动项目换了，环境也改变了，有阳光，还能呼吸新鲜空气，这些都能够让宝宝变得安静。

褪裸

新生儿有惊吓反射，通常腿和手臂是伸展开来的。为了安全起见，白天睡觉和晚上睡觉时都要将宝宝裹好，裹的时候让四肢向下紧贴着身体，这个睡姿有益于宝宝睡眠。大部分宝宝2~4个月大的时候，都习惯被包裹着睡觉，当然也有一些宝宝从来都不喜欢被包裹，什么都不穿才能睡好。

褪裸小技巧

- 记得总是让宝宝平躺着睡觉。
- 保持房间凉爽——温度控制在18~20℃。
- 睡觉时，给宝宝穿透气的衣服，不要穿得太多。
- 确保床上没有散落的毯子、枕头或其他杂物。
- 当宝宝能向各个方向随意翻身时，就不要包他了，否则会有窒息的危险。
- 如果宝宝能很轻松地挣脱褪裸（确保不是因为裹得太松），就要停止包裹。可以使用一条薄毯、睡袋或者是简单的睡衣来代替。
- 膝盖部位要留出足够的空间用来做伸展，可以向上弯曲，让宝宝在褪裸里也能轻松活动。手臂周围可以适当裹得紧点儿。
- 将宝宝的肘部弯曲，手臂交叉放在胸前。这是模仿宝宝在子宫里的姿势，可以确保关节健康发育，也能使宝宝平静下来。宝宝会本能地用手指抚摸自己的脸或者将它放在嘴里吸吮，进行自我安抚，这种褪裸姿势能让他们实现这一本能动作。

出于安全考虑，最好从宝宝能翻身的时候就不要再包裹他了。

一些父母很难不使用包裹，因为他们总是将襁褓和健康的睡眠联系在一起，但是从逻辑上讲，不包裹是睡眠发展的必经步骤，最终的目标是让宝宝找到适合自己的、舒适的睡姿。因此，宝宝能自由活动很关键。刚开始时，宝宝可能有点儿迷糊，但是请相信我们，这恰恰说明你在朝着正确的方向迈进。你可以想尽一切办法鼓励宝宝活动，增强他的灵敏度，这会对他的睡眠产生积极的影响，因为一旦宝宝开始选择适合自己身体的睡姿，他的睡眠质量就能变得更好。他可能是将手张开放在肚子上，也可能是膝盖向下盘着，屁股撅着……当他有机会自己练习的时候你就知道了。

这就是为什么我们更乐意在宝宝渐渐长大的时候为他穿上长袖的连体衫（冬天冷的时候再盖一层毛毯），而不是使用会妨碍宝宝活动的睡袋。一旦宝宝会来回翻身了，就尽可能地确保他不受束缚，让他能在婴儿床里随意活动。

许多宝宝在刚会翻身的时候，总会有一小段时间在婴儿床里漫无目的地随意翻滚。这种情况是暂时的，当新鲜感消退以后，宝宝自然就会安静下来。

案例

不用襁褓包裹后，3个半月大的宝宝的睡眠改善了

卡拉：在3个半月的时候，茜茜挣扎着要把胳膊从襁褓里伸出来。我们考虑把他裹得再紧点，但他看起来一点都不希望这样。我们试着解开他的襁褓，几乎是同时，他吮吸着自己的拇指，让自己安静下来，然后就睡着了。他的睡眠得到了显著改善，尽管到现在为止他仍然不会翻身，但他已经找到了安抚自己的技巧。

宝宝的吮吸需求

许多宝宝都有极强的吮吸欲（这要和饿了想吃东西区别开来），因此你可以鼓励他吮吸拇指或奶嘴来满足这种需求，以此来增强他自我安抚的能力。最近美国儿科学会强烈推荐孩子晚上睡觉或白天小睡时用一种奶嘴，但是如果夜里奶嘴掉了就不用再给他放到嘴里了。奶嘴好还是拇指好？实际上各有利弊：

奶嘴 宝宝自己要花费很长的时间才能把奶嘴放在嘴里，但是当时机成熟，取下来也很容易。有些妈妈担心奶嘴会干扰母乳喂养，但是研究认为这一观点并不成立——因为宝宝能识别奶嘴和奶头的区别！

拇指 拇指随时随地都能拿来吮吸，也容易放进嘴里（一旦宝宝学会了怎么放），而且不会掉在婴儿床里。缺点是一段时间后，想阻止宝宝吮吸拇指会更难（尽管大部分宝宝在有识别能力的时候会自然地停止吮吸拇指）。

你为夜间睡觉准备了哪些东西

睡前将你和宝宝夜间醒来需要的一切东西准备好，并放在方便的地方，如尿布、湿巾、备用睡衣、水、哺乳用的枕头，避免夜间再做额外的工作，这对你和宝宝都有好处。床头的夜灯要调暗一点，让夜间哺乳尽可能不受干扰（喂夜奶时尽量不要和宝宝聊天）。如果宝宝离你很近，你甚至不用非得起来照顾他。

安全睡眠实践

以下是美国儿科学会（简称APP）睡眠安全指导方针的摘要信息。这些方法能有效降低婴儿猝死综合征（简称SIDS）、窒息或其他与睡眠有关的危险情况的发生风险。

- 白天小睡或夜间睡觉时尽量让宝宝平躺。

- 我们建议，在宝宝刚出生的几个月里，睡觉时要和父母同屋不同床。有研究表明，和父母同处一室能降低婴儿猝死综合征的发生风险。

- 宝宝睡觉的地方应该是结实的，而不是松软下垂的，或者是别人用过的很旧的二手床垫。通常情况下，不建议让宝宝在汽车座椅或其他能坐的装置上睡觉。

- 不要将柔软的、不结实的物品放在婴儿床上，包括婴儿床围垫、任何带尖的物品或定位传感器，因为宝宝在快速地来回活动时，脸很有可能会碰到这些物品，增加窒息的发生风险。可以只在宝宝睡觉的床上简单地铺一层床套，并且不放任何毛绒玩具、枕头或者毛毯。

- 一旦宝宝能翻身了，就立即停止对他进行包裹。

- 睡觉的时候，不要给宝宝戴帽子，以免因温度过高造成危险。

- 采用母乳喂养能够降低婴儿猝死综合征的发生风险。建议在宝宝出生后的前6个月里纯母乳喂养。

- 在白天小睡或夜晚睡觉时让宝宝含一个奶嘴。研究表明，睡觉时含奶嘴能降低婴儿猝死综合征的发生风险。但是如果奶嘴掉下来就不必再给他放进嘴里了。

- 保证室内凉爽（18~20℃为理想温度），不要过度束缚宝宝。

- 确保宝宝脸部附近有流动的空气。空气净化器或者将风扇调到低挡都能很好地起到这个作用。

- 在怀孕期间和分娩之后不要吸烟、喝酒。

- 根据疾病防控中心的建议，应该为宝宝接种疫苗。

- 在宝宝清醒时，控制好他的俯卧时间，可以促进宝宝的生长发育，还能降低扁平头的发生率。

睡眠问题的解决方案

鼓励自我安抚

无论何时，自我安抚都是宝宝应该学会的第一个技能。每个年龄段的孩子的睡眠问题都和自我安抚困难有关，因此提早认清这一点，并帮助宝宝提升自我安抚能力非常重要。

如你所知，新生儿需要得到父母大量的安抚——你要知道，他们在我们身体里生活了9个月。前庭神经意识是胎儿发育的第一种意识（在你怀孕10周左右——宝宝很小很小的时候，他就能感觉到运动了），因此，他几乎用了他弱小生命的所有时间来感受你一整天的行为活动。

人类在出生时神经系统尚未发育完全，需要外界大量输入信息来辅助神经系统完成发育，因此，当我们在房间里走来走去的时候，会把宝宝抱在怀里、举在肩头、放在吊椅上或者包裹起来。在宝宝出生的前几个月里，安抚和及时对宝宝的需求做出反应可以让你的宝宝信任你，一旦他开始信任你，就会感到更加放松——这就是安全的依恋关系。宝宝感觉到这种安全的依恋关系后，会更乐于尝试，然后越来越独立。

在早期对宝宝的需求及时做出反应，可以使宝宝的反应力更加灵敏，并逐渐强化其自我安抚能力，从而在睡觉的地方能感到很自信、舒适，并可以随便活动。宝宝在出生后的前几月里需要大量外部安抚，如嘘声安静法、摇晃等。当他开始进行自我安抚时，可能是用胳膊托着下巴，头来回活动；可能是发出点小噪音让自己觉得舒服一些——无论他做什么，都是他自己想出的方法。看着宝宝找到特殊的自我安抚方法，那种感觉别提有多美妙了！

作为新生儿的父母，你会注意到，宝宝学习自我安抚的过程是一个慢慢发展的过程。任何时候，比如抱着他、轻拍他、喂奶、让他跳起来，你都可以寻找机会，让他练习他的技巧。下面这些技巧会帮助你实现这一目标。

要点速递：鼓励自我安抚

1. **宝宝没睡着的时候就把他放下。** 每天至少寻找一次机会，在宝宝没睡的时候就把他放下。宝宝醒来哭闹的一个主要原因是他们在一个并不熟悉的地方睡着了。

2. **弄清喂哺与睡眠的关系。** 在完成喂哺（宝宝还没睡着）时，轻轻地移走乳房或奶瓶。

3. **识别宝宝发出的各种声音。** 如果宝宝烦躁不安、打呼噜、发出叫声、咿咿呀呀，或者是发出其他的声音，不要冲过去，这可能是宝宝在进行自我安抚，这很正常。

4. **采用阶梯安抚法以避免过度帮助。** 如果你的宝宝夜里醒来哭了1分钟，你可以先静静地观察他，而不是立刻冲过去安抚他。

5. **不要让宝宝哭超过1分钟。** 由于在前4个月里，你要培养宝宝自我安抚的能力，所以不要让宝宝哭超过1分钟。

6. **白天独立性的培养。** 白天寻找宝宝愿意自己玩耍的机会，来培养他的自信心和自我调节能力。

7. **用物体转移宝宝的注意力。**对你的小宝宝来说，柔软的小物品可以帮助他进行自我安抚。

8. **俯卧时间。**俯卧时间对宝宝的睡眠很重要。一旦你的宝宝会翻身或者来回动了（通常在4个月左右），他就具备了感知舒适度的能力，也就会睡得更香。

你知道吗？

宝宝、孩子和成人在晚间都会醒来。将睡眠好和睡眠不好的宝宝进行对比，你会发现，二者夜里醒来的频率是一样的——只是睡眠好的宝宝自我安抚能力很强，不需要我们的帮助就能再次入睡。宝宝的睡眠周期大约是60分钟（成人的睡眠周期是90分钟），因此，那些自我安抚能力较弱的宝宝夜里就会多次叫我们起来帮忙安抚他们，直至重新睡着。

宝宝没睡着的时候就要把他放下

宝宝在你怀里打瞌睡是很自然的事情。作为母亲，我们很乐意享受这种甜蜜的亲子关系，尤其是在你喂他的时候。

问题是，当宝宝3个月大的时候，睡眠和喂哺、弹跳、摇摆之间的联系给他的感觉会越来越强烈，并让他开始在意、依赖这种模式。因此在初期——宝宝的意识还不是很强烈的时候——就要开始逐渐淡化这种睡眠联系，这比以后再做会容易很多。基于这点，我们建议你在宝宝昏昏欲睡的时候就寻找机会把他放下。尽可能经常这样做，因为一旦宝宝习惯了自己入睡，就能有足够的空间来强化这一能力。

没完全睡着的时候上床也有助于宝宝睡眠，这样的话，夜里宝宝每次短暂的清醒（因为睡眠周期贯穿始终，所有的宝宝、孩子和成人夜晚都会醒来）都不需要你太多帮助就能重新睡去。从宝宝的角度想象一下，他在婴儿床或摇篮里睡着是什么感觉：

喂哺或摇晃之后，他依偎在你怀里迷迷糊糊地睡去。几小时后（甚至几分钟后），在黑暗中平坦的床上独自醒来。可以想象，他会大声喊叫，因为他在想："等一下，有点不对。我这是在哪儿？妈妈快过来喂我，摇晃我，这样我才能再接着睡！"

在宝宝昏昏欲睡的时候把他放在他睡觉的地方——不管是摇篮车、婴儿床，还是其他什么地方，都比在他醒着的时候放下更容易让他安定下来，夜里睡的时间也会更长。如果你是将已经睡着了的宝宝放在床上，夜里就一定会被宝宝召唤，因为宝宝会发现他醒来时所处的位置不是他清醒时待着的地方。

宝宝2个月大的时候，他醒来后不到90分钟就会再次昏昏欲睡，因此要看着时间，在宝宝还未昏昏欲睡的时候就将他包好，放下（通常每天的第一觉是最容易的）。如果宝宝大哭超过1分钟，尝试采用阶梯安抚法让他安静下来，然后试着把他放下，让他睡觉。

你按照上述方法做得越多，就越容易在不久之后看到宝宝的进步。1周左右，你就会发现宝宝需要你安抚的次数越来越少，直到他习惯了在醒着的时候被放下，那时他不再需要你的帮助。这种方法对4~5个月大的小宝宝格外有效。这种方式初期需要你极大的耐心，但是后期的效果非常显著。

抱起来与放下

乔安妮：第一次照顾我的宝宝戴恩时，我在他还没有完全睡着的时候就把他放下了，他很焦虑，我只好又把他抱起来，安慰了25分钟，直到他睡着。接下来的几个晚上，放下又抱起来的次数越来越少，大约一星期后，就算在他没睡着的时候把他放下，他也能自我安抚入睡了。

即便你的宝宝现在还不能自己入睡，也不代表着他以后就会入睡困难。相信我们，如果你采用了第四章的技巧，一个出生后前4个月都不能自己入睡的宝宝，以后仍然能自己入睡。宝宝今天不会做的事，可能明天就会做了——这就是我们要你稍安毋躁、静观其变的原因。

弄清喂哺与睡眠的关系

喂食过程中，你会发现他睡着前吃饱了会安静地叼着奶头或奶嘴。如果你注意观察过，就能知道，他会由吞咽转变成寻求安抚，你也可以趁此机会轻轻地把奶头抽出来，再把他放在床上，如果他喜欢，还可以让他吮吸拇指或奶嘴。

这么做可能无法立刻就起到作用，但是如果你反复、多次尝试，尽管缓慢，但最终你的宝宝一定能在不进食、不做最后一步的情况下也能安然入睡。这种练习可以延长他夜间的睡眠时间，同样也能使白天的小睡更加安然。可能你曾听过这样一种说法——喂奶的时候宝宝睡着了没关系，只要在把他放到床上之前叫醒他即可。但是我们建议最好还是在睡前就把他放在床上，因为成人都知道被叫醒之后再次入睡有多困难！

识别宝宝发出的各种声音

宝宝好吵啊！为什么没有人提议关注宝宝夜间发出的咕哝声、大叫声、咯咯声呢？促进新生儿睡眠发育的重点之一就是认真听，准确识别宝宝夜间发出的各种声音。

自言自语声、唠唠叨叨声、烦躁不安声、咕咕哝哝声、嘟嘟囔囔声、蹬腿声，甚至是在婴儿床里滚来滚去的声音——这些都是身体正常活动发出的声音，是宝宝试图找到令自己舒适的方法，让自己再次睡去所做的努力。这些声音不一定表示"快上我这来，我需要你！"因此当你听到这些声音的时候，一定要忍住，不要立刻把宝宝抱起来，给他一些空间，让他独立解决问题。

宝宝每晚可能会醒很多次，问题的关键是他自己能否安定下来并再次睡去。耐心等待，认真倾听，看看他到底能不能自己搞定这个问题。

在快速眼动睡眠（也叫动态睡眠）阶段，宝宝往往会抽搐，活动胳膊和腿，发出声音，呼吸不均匀，甚至有可能睁开眼睛。约50%的宝宝睡眠是动态的，因此夜里会发出很多常规的声音。但是如果宝宝睡觉时经常性地打鼾，喘气或者哼哼，就应该把这种情况告诉儿科医生，医生会判断宝宝是简单的睡眠障碍，还是患上了睡眠呼吸暂停征。

宝宝需要你吗，或者说你应该给宝宝空间吗？

简：我曾经确信我3个月大的儿子有睡眠问题，他总是时不时地醒来。但是有一天在一个婴儿群里，一位母亲描述了她的经历，当她开始倾听她的宝宝发出的声音，而不是直接就冲进去时，宝宝的睡眠开始得到自然发展。我借鉴了她的方法后发现，实际上我的孩子没有睡眠问题。是我阻碍了他睡眠的发展——一听到他的咕哝声、大叫声和蠕动声，我就会立刻冲过去，这样的做法会打断他的睡眠。

记住不是所有的哭声都表示宝宝饿了。新生儿在这方面的表现可能需要些时间去识别。如果你的宝宝刚喂完不到2小时又哭了，那么这是个很好的用别的方法安抚他的机会。用不同的方式安抚宝宝，有助于让他变得更加灵活，更容易切断喂哺和安抚之间的联系。

采用阶梯安抚法以避免过多帮助

如果宝宝夜里醒了要找你，想象一下你能做的最简单的能帮助他再次入睡的事情，试试阶梯安抚法。

阶梯安抚法

这种方法对4~5个月大的孩子非常有效，而且越早开始采用，效果越好。

当宝宝在半夜醒来时，可以采用阶梯安抚法对他的需求做出回应，通过这种方法，你既能回应孩子的需求，又能避免过多的帮助。

你从阶梯法的最下面开始，每次安抚30秒，如果不起作用，就换下一步骤。可能某个晚上你拍打拍打按摩按摩，宝宝就安静下来了，但是下一个晚上他需要的却是一首轻柔的歌或你的嘘声。从阶梯安抚法的第一步开始尝试，不要立刻就喂哺。

在最初的几个月里，如果宝宝在你觉得该喂奶的时候醒来，快速采用阶梯安抚法，一步步进行，在喂他之前，花在每一步上的时间应在10~15秒甚至更少。这样做可以给宝宝留下更多的成长空间，为最终的断奶做好准备。既不用立刻断奶，也无须在他不用喂奶的时候仍旧觉得他需要吃奶。

阶梯安抚法的步骤

根据你的了解，针对宝宝的安抚需求建立起你自己的阶梯法。小宝宝典型的睡眠阶梯法包括：

7. 喂养

6. 抱起来轻轻地摇晃，直到他安静下来且还没有睡着

5. 在床上轻轻地摇晃他

4. 抚摸他，轻拍他的背，按摩头部、腹部、头顶，等等

3. 换成奶嘴或毛绒玩具

2. 你发出轻轻的讲话声、唱歌声、嘘声

1. 你待在房间里陪伴他

夜里宝宝发出声音的时候，首先仔细听。如果你确定宝宝发出的声音不是常规的沙沙声或叫声，而是真的在说"到这来！"那么就进去使用你的阶梯安抚法。从列表的第1个步骤开始，每一个步骤持续15~30秒，直到进行到起作用的那个步骤为止。

例如：你听到宝宝大哭，而且确定是"叫你过去"的哭声。你去安抚，

但他仍然在哭，于是你找到他喜欢的玩具，轻拍他的后背。如果他开始平静下来，继续拍但不要把他抱起来。对宝宝而言，在床上再睡去比在你怀里再睡去要好，因为当他下次醒来时，就不会因为发现自己换了地方而感到惊讶了。

宝宝的变化如此之快——可能前一周需要的帮助，下一周就不需要了。阶梯安抚法是追踪宝宝睡眠发展的一个途径，在每个时刻都区别对待你的宝宝，而不是用千篇一律、一成不变的技巧对待他。

案例

埃文的自我安抚

阿娃：当埃文长到两个半月大的时候，我实在是精疲力尽了，我每天晚上花在让他入睡上的时间越来越长。当我开始使用阶梯安抚法来安抚他时，我很惊讶地发现，埃文经常只需要几声嘘声或简单地挠挠后背就能有准备睡觉的打算！随着时间的推移，阶梯法的前几个步骤我很少做了，他开始独自做更多的自我安抚！

不要让宝宝哭超过1分钟

在前4个月里，不要让宝宝哭超过1分钟（可能这1分钟感觉起来要比实际的1分钟时间要长很多，因为听宝宝哭真的是一件很难受的事情！）。大叫或咕哝还好，但如果宝宝是真哭了，那赶紧去照顾他吧。早期满足宝宝的需求，可以为他建立一种信任感，让宝宝觉得这个世界是美好的，这样宝宝就会放松，神经不再紧绷。

最重要的一点是不要溺爱宝宝。很多有这种观点的父母最后都发现，他们的宝宝几乎每次哭30~45秒就睡着了。对婴儿来说，哭只是释放压力的一种方式而已。

白天独立性的培养

白天寻找宝宝喜欢独自玩耍的时刻。他可能被墙上的影子迷住了，可能正在欣赏自己的手指，可能在盯着窗外的树木看，也可能会发出小宝宝特有的各种声音，或者练习爬行或翻身。当宝宝在自娱自乐的时候，你最应该做什么呢？答案是什么都不要做！就在那耐心等待，仔细观察。

均衡的亲密关系有两个方面——一方面是亲近，另一方面是安抚。当孩子在独自玩耍或者是在努力学东西时，你的反应会异常敏感。当你习惯于让他在白天培养独立性时，就相当于你在培养他的夜间独立性。记住，宝宝不在你身边时，他能慢慢协调好自身内部的发展。这也是他练习探索世界、树立自信心的良好机会。

用物体转移宝宝的注意力

通常使用最多的是毛绒玩偶或包裹宝宝的毯子，对大部分宝宝来说，这种方法能够有效帮助他们入睡和进行自我安抚。在以下两个阶段考虑用这种方法比较有帮助。

第一阶段：

尽可能把毛绒玩偶或毯子与你和宝宝放在一起，尤其是抱着他喂奶的时候，这样玩偶或毯子上就有了可以让宝宝得到安抚的你的气味（你们也可以抱着玩偶或毯子睡上几夜，让毯子闻起来更像妈妈或爸爸）。

第二阶段：

一旦宝宝表现出想亲近玩偶的迹象（放在脸上蹭，用手指去感受，或者是抓紧玩偶），尤其是5~12个月大的宝宝，就在睡觉的时候把玩偶放进他的婴儿床里，让他用这种特别的方法来实现自我安抚，以唤起他的睡意。把玩偶放进婴儿床的目的是利用玩偶吸引宝宝的注意力。

所谓的玩偶可以是一小块（一块尿布大小）毯子、布，也可以是毛绒玩具。任何时候都可以使用玩偶（前4个月如何安全地使用玩偶，详见"安全睡眠实践"），但是通常情况下，越早用效果越好。对于依赖玩偶的宝宝来说，玩偶对睡眠有很大的益处，甚至在随后的几年里仍然有助于睡眠，无论是在自己家里还是外出旅行，准备几个玩偶是个非常不错的主意。

俯卧时间

俯卧时间和睡眠之间有着巨大的联系。有规律的俯卧时间能给宝宝翻身、打滚、将腿收拢在身下，并为其他任何他可以做的事情带来力量，还能起到协调作用，以便宝宝能找到更舒适的睡姿。宝宝学会这一技能后，就可以选择自己喜欢的睡姿，而不是被你放成什么样他就睡成什么样了。许多宝宝倾向于仰卧睡姿，所以一旦他们会翻身了，你就会发现用他们自己喜爱的睡姿睡觉可以睡得更久。看到宝宝俯卧你可能会很紧张，但如果是他自己发现的这种睡姿，那么他那样睡也没关系。

俯卧时能锻炼颈部，强化躯体，让宝宝有更多练习和伸展的机会。但是俯卧时间并不仅仅有助于运动发育——众所周知，鼓励学习运动技巧对宝宝的身体协调性发展也有所帮助，因为对大脑运动元路径的刺激可以促进其他部位的发育。肚皮朝下，头部朝上，也有助于宝宝准确地定位他看到的世界（而不是被固定住只看天花板），并将其与周围的声音联系起来。这就是为什么抱着宝宝对他的大脑发育有好处——长时间坐在有弹性的地方或汽车座椅上，会阻碍宝宝反转、观看以及识别他四周声音来自何处的能力的发展。

俯卧时间的益处

- 翻身和活动都对睡眠很有帮助。会活动的宝宝开始选择他们最喜欢的睡姿，现在他们也能像我们成人一样舒服地睡觉了。

- 为了睡眠安全，宝宝在汽车座椅、婴儿车和其他装备里大部分时间都是仰卧睡。所以俯卧时间与仰卧时间有意识地呈现出了对抗状态。

- 俯卧能增强颈部和背部的肌肉能力。

- 俯卧姿势能降低发育成扁平头的风险。

- 俯卧的压力能增强神经组织的活力，还有一种奇特的说法是俯卧能帮助宝宝调节身体，让他感觉更舒适。

- 随着小手推力的逐渐增强，俯卧有益于运动技能的发展。

- 俯卧时间是翻滚、坐立、爬行、站立、走路自然发展进程中的第一步。在地板上（背部朝上或肚皮朝上），不用辅助设备时，宝宝的姿势应该是他的"自然"姿势。

俯卧时间的温馨提示

- 清醒时，每次的俯卧时间都是10分钟。如果你的宝宝刚开始只能坚持30秒，那么就把他放下来，不断重复尝试。

- 以轻轻地把他放在地板上，后背朝上的方式开始，而不是"扑通"一声直接把他放趴下。看着他，微笑着，说些诸如"我要帮你把肚皮翻过来"之类的话，然后从他的臀部开始轻轻地翻转(多重复几次，他就知道接下来会发生什么了)。如果他的胳膊被压在身底下，抬起胳膊同侧的臀部，让他自己把胳膊拔出来。

- 如果你的宝宝想够一个东西但是够不到，那就在他的胸部腋窝处垫一条卷起来的小婴儿毯，让他的手臂能往前伸。哺乳用的枕头会给宝宝非常多的支持，使得宝宝自身的能力得不到锻炼，因此不要将枕头作为辅助工具。

- 宝宝最喜欢做的事情就是看你的脸，因此让他开心并享受俯卧时间最好的方式，是对他唱歌、做鬼脸，让他明白你知道俯卧时间很难。

- 他最喜欢做的第二件事情就是看他自己的脸，因此，要在地板上放一面倾斜的镜子。让"两个宝宝"面对面互相盯着对方，看看会发生什么事情。

- 当你平躺时，一些俯卧练习可以在你的胸口上进行。你可以用你的手掌按压宝宝的手掌来帮助他学习推压。

- 在俯卧过程中，宝宝低着头也没关系。他的头部重量占身体的比例还很大，所以抬头对他来说会有很大的压力。你可以帮助宝宝学会来回摆头，从一侧到另一侧，当他学会翻身时，这项技能会为他的俯卧睡提供帮助。

- 坚持做下去。如果你已经尽全力哄宝宝又坚持了几秒钟，但他很明显做不动了，就把他翻到这边，翻到那边，或者把他抱起来，过段时间再试。

• 不要失去信心。俯卧时间的进展感觉就像一条平坦的线，在宝宝突然喜欢上它之后，随之而来的就是顿悟这项技能的精髓。直至最后，这成为他最喜欢的姿势。

扁平头与歪脖子

许多新生儿的头部多少有些不平衡。这种情况是出生过程中通过产道时受挤压形成的，或是因为出生后过多地使用同一个姿势躺着的关系。歪脖子，宝宝的头部向一侧倾斜或向一侧扭曲，通常是脖子一侧的肌肉太紧造成的。尽管仰卧（直到他们能独立俯卧为止）绝对是最安全的睡姿，你依旧需要采用一些简单的小技巧来避开一些问题。

请注意：不要在婴儿床里用卷起来的毛巾或定位器将宝宝的头部固定在一侧，也不要把宝宝的头放在枕头或其他柔软的寝具上。这些寝具都会增加婴儿猝死综合征的发生风险。如果你对宝宝的头型有顾虑，一定要找你的儿科医生商量。

改变方向。让宝宝仰卧睡觉，但是改变头部的朝向——今天把宝宝的头部放在婴儿床尾，明天放在婴儿床头。

抱着宝宝或给宝宝穿上衣服。宝宝没睡觉的时候抱着他或给他穿上衣服有助于缓解头部因摇晃、处于平面或汽车座椅产生的压力。

频繁的俯卧时间。在宝宝没睡的时候，经常把他以俯卧姿势放在地板上，并对他进行密切关注。

> **喂哺时间。** 用奶瓶喂的时候，变换方向。用母乳喂养的时候也要这么做。
>
> **发挥创意。** 把宝宝放在适当的位置，以便让他通过看你或追踪屋内的活动或声音来达到矫正头型的目的。时不时地移动几下婴儿床，给他提供新的"有利地形"。
>
> 改变宝宝的头部位置通常足以避免或治愈扁平头。如果扁平头在几个月内没有得到改善，你的儿科医生就会给你推荐一种特殊的头饰带或模制头盔来帮助宝宝头部成型。

小睡与90分钟唤醒法

宝宝的小睡

在最初的4个月里，宝宝白天时而睡得短，时而睡得长——短的时候只有5分钟左右，长的时候可达2~3小时。

小宝宝的睡眠从奢侈的长觉开始，到2~3小时的午睡都是很普遍的。享受这个过程吧——你还有时间沐浴、吃饭、读书、睡一小觉。不用过分担心你新出生的小宝宝为什么白天睡这么多，因为这很正常，而且晚上不睡和白天多睡并没有必然的联系。你要做的就是确保宝宝白天不受太阳光直射，并且能做一些运动，晚上屋内安静漆黑。很快，他的身体就能调整过来了。

大概在5~7个月以前，宝宝没有固定的（他的身体也没做好准备）小睡。在前4个月，你的目标就是给他足够的机会小睡，去理解他的睡眠需求，知道他能醒多长时间，鼓励他自我安抚。当宝宝稍微大一些的时候，再为他设计一张具体的时间表。

90分钟的清醒跨度

由于宝宝有着极强的睡眠欲（详见第八章），2个月后，大约醒90分钟左右就又开始昏昏欲睡了（在这个月龄之前，他睡睡醒醒都很快）。神奇的是，固定一个时间点能让他的睡眠成为一件容易的事情，如果你错过这个时间点，他就累过头了。他可能打哈欠、拽耳朵、揉眼睛或者表现出一点儿小兴奋，这时，由于他的神经系统发生紊乱，无法调整回正常轨道，入睡难度会加大。

对宝宝而言，90分钟清醒期适用于一天的开始，也适用于每一次睡觉醒来后的每一个时间点。

90分钟清醒跨度是改善白天睡觉乃至整个睡眠最成功的方法之一。许多父母认为宝宝清醒的时间越长，就越容易入睡，所以经常白天不让他睡足觉，导致宝宝习惯性过度劳累，神经系统受到过度刺激，直至最后无法入睡。还有一部分父母想当然地觉着宝宝烦躁不安是饿了或者是感到没意思了，然后就想尽办法喂他，然而很多时候，宝宝烦躁不安仅仅是因为他太困了。

90分钟入睡法的步骤

• 大约在宝宝清醒75分钟之后，或者任何出现了微妙的提示（最后一次小睡）的时刻，就是开始简单的、舒缓的、15分钟的睡眠之旅的时候了。

• 在90分钟这一时间点上，把宝宝放下。这种方法能不断地给你带来惊奇与兴奋。

• 宝宝只睡了15分钟，90分钟入睡法仍然适用。记住，即使宝宝是在移动的婴儿车里或汽车里睡着，这种法则也同样适用。大约2~3个月时，宝宝的睡眠时间会很短，间隔也很小，这很正常。你无须为他做任何完整的睡眠计划，仅需在宝宝瞌睡的时候，一边唱歌，一边将他放在他通常睡觉的地方，或者别的装置上。等到宝宝3个月或更大一点的时候，就需要安排睡眠时间了。如果你仔细观察过，就会注意到早期宝宝要睡觉时的微妙的提示信息。比如：发呆、睡眼惺忪、不怎么活动、对周围的事物不怎么感兴趣。

当然，90分钟入睡法则不是一成不变的，你也可以做一些调整。通常，宝宝每天的第一觉从他醒了60分钟后开始（记住：在宝宝还没睡着的时候就把他放下。如果你的宝宝是0~4个月大，一旦你感觉到他累了，尽管还没到90分钟，也要把他放下让他入睡。

随着宝宝的快速成长，90分钟跨度也会发生变化。前3~5个月，90分钟法则效果非常明显。如果你觉得你的宝宝已经过了这个阶段，就阅读第四章，了解大一点的宝宝睡眠的习惯和安排。

案例

90分钟清醒跨度帮助艾娃白天睡长觉

艾利森：我们一直在努力地练习让她睡觉。以前，我把艾娃放下的时间太晚了，通常在她醒了2~3个小时之后才把她放下，这时间对她来说太长了。现在她醒来90分钟左右时，我就会把她放下，绝不超过2小时。她随时随地都能睡1~2小时，这和之前只能睡20~40分钟差别很大。尤其是在早上，她大概在6：30醒来，我们吃早饭，玩耍到8点，当我知道她累了，就一边将她放下一边唱歌，然后在婴儿床里谈20分钟话或玩20分钟才能让她睡着。

打瞌睡

宝宝打瞌睡其实很常见。大概到2~4个月大的时候，宝宝醒的时间就会比较长了。这时的小睡比较有代表性——睡20~30分钟（这段时间足够你吃点零食，查看邮件，或者洗个澡，但同时做这三件事时间还是不够）——然后忽然醒来，准备接着玩儿。发生这种情况的原因之一就是我们让宝宝仰卧睡觉，这个姿势很容易让他们清醒。进入浅层睡眠的宝宝很难再以仰卧的姿势进入深层睡眠。但是研究表明，仰卧可以极大地降低婴儿猝死综合征的发生风险。

不久后，宝宝开始有能力找出让自己感到舒服的睡姿。一旦他有了这种能力，宝宝的单次睡眠的时间就能延长至1~3小时。如果你想知道之后宝宝白天的睡眠时间会如何发展，可以阅读第四章大一点的孩子白天睡眠安排的实例。

90分钟清醒跨度也适用于打瞌睡。小睡也能缓解宝宝的倦意（详见第八章内容），因此，他不会立刻再睡着。

白天宝宝应该在哪儿睡觉

当宝宝被人抱着、坐在婴儿车里，或者是被放在吊床上时，通常会睡得很好，时间也长。一旦把睡着的婴儿放在平坦的地方，他就会突然惊醒！这种情况很正常，也很普遍。宝宝不喜欢在静止单调的环境中待着，但可以慢慢改变这种情况。让宝宝睡在你认为合适的地方，在他通常睡觉的地方（他的摇篮车、大床或婴儿床）练习白天睡觉。保证每天至少有一次机会能让宝宝在他往常睡觉的地方入睡。通常每天的第一觉最容易练习这一技能。

只在妈妈的怀里睡觉

莫娜：白天埃文基本上每次都睡不到15~30分钟，除非是我抱着他。如果是在他的婴儿床里，就更不可能了，我费尽力气哄他入睡，结果只能再睡着一会儿，但是如果我把他放进小推车里或者继续抱着，他就能睡上好几个小时。我的目标是让他在大床上睡白天的第一觉，那样他至少能得到一些锻炼（其他时间，我多半都是用小推车推着他）。后来，早上的小睡发展成比较好的长期习惯，最终，他可以在婴儿床里睡觉了。

要点速递：小睡小贴士

1. **90分钟法则。** 宝宝每次醒来90分钟后都会再次入睡。看着时间，在上一次醒了75分钟之后，开始你的15分钟日常安抚睡眠工作，你也可以按90分钟记。不要错过最佳的时间点——当宝宝过度疲劳时会更难入睡。90分钟法则不是一成不变的，它可以根据每个宝宝体质的不同和年龄的变化而发生改变。

2. **小睡行为习惯。** 这和睡前行为习惯相似，只不过更短，且每天都要一致。不要跳过睡前行为习惯，保证在宝宝需要它之前就采取这项举措。当宝宝长到3个月的时候，小睡行为习惯就会变得更加重要。

3. **早期宝宝表达睡意的信号。** 宝宝在打哈欠、揉眼睛之前会安静下来，呆呆地凝视前方，这就表明他困了。了解这些信号有助于让你在宝宝过度疲倦之前使他安静下来。

4. **喂哺。**小睡和喂哺在这个年龄段不稳定是很正常的事情，以宝宝为导向按需喂哺会比较好。不要因为宝宝睡的时间比较长就把他叫醒喂他，尽量再找一个时间补回来。

5. **卧室的环境。**宝宝睡觉的房间应该是暗且安静的。可以挂上遮光帘。在最初的3~4个月里，白噪音（自然的声音或风扇轻吹声）可以起到安抚的作用。

6. **你给宝宝发出的信号。**午休时间，给宝宝传递一种信号——对你来说这段时间也是用来休息的——换上宽松的睡衣，躺下，哪怕只有10分钟。因为如果宝宝感觉到的是你在想尽一切办法让他睡觉的紧张氛围，那么他很难安静下来。

7. **休息与睡觉。**如果宝宝在某次该睡觉的时候只是眯了一下也没关系——即使睡的时间很短，也能被视为成功睡着。

易怒、午夜哭闹与疝气

易怒与午夜哭闹

许多小宝宝白天都会有一些小情绪——啼哭，或比平常易怒。原因有很多种：神经系统尚未发育成熟，受到过分的刺激或饥饿，闻到不喜欢的气味，等等。

但是如果宝宝爱发脾气，往往是因为他太累了，你要知道，小宝宝可能真的醒90分钟左右就又开始昏昏欲睡。对于2~3个月或更大一点的宝宝来说，晚上6~7点是他们准备上床睡觉的时间。就算宝宝遵循了以下的作息规律，他准备睡觉的时候仍然会疲倦，想发脾气。

• 保证每天都在宝宝睡醒90分钟后再把他放下。

- 如果你的宝宝是6周或更大一点，并且晚上早早就开始打瞌睡、伸懒腰了，就可以考虑让他早点上床（6∶30~7∶00）。

许多父母注意到他们的宝宝傍晚时格外爱发脾气（一些父母可以利用宝宝的哭闹、发脾气来准确把握他们的生物钟）。这个"哭闹时刻"可能是白天受到的一系列刺激产生的结果。他的神经系统仍然处于发育阶段，无法适应身体发送过来的如"我累了！""我紧张……睡觉！不睡！"等信息。有这种情况的宝宝需要更多的睡眠，然而，把他放下来睡觉可能也会更难。因为这个时候的宝宝还无法平衡和整合身体发出的这些信号，因此，无论你做什么他都会哭闹。

随着宝宝的身体不断发育成熟，这个"哭闹时刻"最终会过去，同时，你也可以试试下面这些方法：

- 让他坐在腰凳上或婴儿车里，带他出去溜达。
- 夜幕降临的时候，减少明亮灯光对他的刺激。
- 对于母乳喂养的宝宝，集中或在傍晚持续地喂几次。

疝气

所有的婴儿都会哭，但是大约每5个婴儿中就有1个(比例相当大)是疝气，并且会在一段时间内（无论你做什么）以一种令人难以忍受的、沮丧的方式哭泣。

判断疝气有以下3条原则：每天至少哭3小时，每周哭3天以上，持续3周或更长时间（一些人对这个定义有过争论，因为部分有疝气的孩子哭不到3小时）。当宝宝大哭得不到合理解释的时候，疝气这个名称就出现了——尽管有大量的理论说明，诸如神经系统发育不成熟，比较脆弱，发育不完善，或者内脏滋生细菌，等等，疝气的出现依旧没什么明确的原因。

疝气的一个显著特征就是无论你怎么努力，都不会得到什么大的改善，这也就是父母们不断努力—心灰意冷—精疲力尽—无法忍受的过程，我们也就理解了，为什么很多时候父母都觉得无助，无法控制局面。

出现这种情况一定要咨询儿科医生，讲清楚宝宝的症状，让医生来判断宝宝是否患上了疝气。如果是，不要担心，它能慢慢好起来——实际上，到4个月的时候，它自己就会消失不见。一旦疝气的症状消失，宝宝的睡眠情况就会明显变好，但不少父母会因宝宝的疝气而留下心理阴影。

用安抚法对待午夜哭闹和疝气

如果你的宝宝特别爱发脾气或是得了疝气，让你觉得这种情况看起来没有尽头，不要灰心，相信这种情况最终会得到改善。对于精疲力竭的父母来说，最重要的是来自周围人的支持和感同身受，这可以让他们度过这段非常有挑战性的时光。

- **尝试使用不同的方法。**如给宝宝穿上学步带、摇晃他或让他在瑜伽球上弹跳、用不同尺寸的奶嘴、调整妈妈的饮食结构（在儿科医生的建议下）、喂点益生菌、按摩宝宝的肚皮、放音乐、打开白噪音机、开车溜达——方法无穷无尽。记住，即便你做了所有的努力都不能让哭声停下来，也不要觉得挫败，这很正常。

- **寻求帮助。**让你的另一半替你看护一会儿宝宝，如果有条件就雇个护婴员，或者让你的朋友或家人定期替换你，好让你得到充足的睡眠。

- **加入一个妈妈群。**你肯定能找到和你有一样境遇的人，这样你就不会再觉得孤独了。

- **想尽一切办法让你的宝宝得到规律的睡眠**。这段时期，他格外需要你的帮助以调节睡眠，你也能收获一个拥有更健康的大脑、更强壮的身体的宝宝。

无须担心宝宝会因为先前得过疝气或非常爱发脾气而在自我安抚和独立入睡方面有困难，他们也就是稍微比别的宝宝晚点儿学会这个技巧而已。当他们可以自我安抚时你会惊奇地发现，他很快就赶上其他的宝宝了。不要灰心，尽管这个过程会很艰难（他需要你给予很多帮助）。

睡眠退步

许多父母都希望宝宝在前4个月的睡眠能越来越好，但是可能你的宝宝并没有按照这个轨迹发展，相信我，你不是个案。宝宝的睡眠情况起起伏伏，并不总是沿着一条美好的逻辑路径发展，可能已经改善了，然后时不时地又有些回退，这段时间晚上有幸福安静的长觉，过阵子就可能整夜不断地醒来。

3~4个月的宝宝，许多都有睡眠问题，甚至很多睡眠很好的新生儿在这个阶段也会比以前多醒很多次。父母很沮丧也很困惑，他们以为宝宝3个月的时候情况能够更好一些，结果发现事实并非如此，有的宝宝在凌晨2点眼睛还睁得大大的。你无法想象有多少次我们听到父母冲着4个月大的宝宝大喊："他认为自己又回到新生儿时期了吧！"

如果这种情况你也在遭遇，不要着急，宝宝在这个年龄段又睡不好觉可能是因为他们的大脑正在快速发育（换句话说，就是希望能睡好觉）。新生儿前几个月不分昼夜睡觉的阶段已经过去，你的宝宝的意识水平正在跃入一个新的阶段。现在的他更有意识，也更有能力去做、去看、去探索新鲜的事物。

回顾"鼓励睡眠法"的每一个步骤，给宝宝留下锻炼的机会，让他在还没有建立起新的睡眠关系的情况下度过睡眠回退期（对于一个4~5个月大的宝宝来说，这个过程会比较艰难，因此，我们将在下一章向你呈现一种更清晰、更有结构的方法来帮助大一点的宝宝改善睡眠）。

有种说法认为睡眠回退现象是宝宝生长过快的表现，于是很多父母会增加晚上喂宝宝的次数。其实，这个年龄段的宝宝正在逐渐过渡到在白天获取足够多的能量（如果你选择停止增加夜间喂哺次数，我们在第四章会讲述如何通过减少额外的喂哺次数帮助你给宝宝断奶），除非你确定他是真的饿了，否则需要采用阶梯安抚法看看是否能用另一种方法帮助宝宝恢复正常睡眠。

处于饥饿状态的宝宝整晚无法平静，思想不集中，睡不好觉（他会突然抽出奶头或奶嘴去查看周围的情况，或者刚喂几分钟他就想去干别的事了）。我们建议，白天喂奶的话，无论何时，去一个安静的、没有任何干扰的地方，例如较暗的卧室，这样可以确保宝宝白天就能摄取到足够的能量。

你也可以将上述方法应用到5~6个月大的宝宝身上，我们会解决你在这个阶段的所有的夜间睡眠问题。

尽管睡眠回退是宝宝发育的必然过程，但是如果持续的时间特别长就需要找医生了，反流、支气管炎、出牙、过敏和疝气都会出现类似症状。

睡眠回退与认知欲望

卡拉：小亚历山大晚上睡的时间越来越长，我真是太开心了。我一直都在照顾他睡觉，他的睡眠也一直在改善，因此我真没想到还会出现新的问题。在他3个月零3周的时候，一切都变了。睡4~5个小时之后，他就开始每晚醒好几次，特别清醒，还想玩耍。这种变化让我们夫妻俩很吃惊，很快我们就精疲力尽了，就像小亚历山大刚出生时那样。我们并没有意识到，随着他不断长大，我们所有的看护以及抱着他睡觉的行为已经阻碍了他睡眠的发展。最后，我们用睡眠波的方法帮助他锻炼独自入睡，他的睡眠又重新好了起来。

哺乳方式与睡眠的关系

在最初的4个月里，宝宝的喂哺方式会发生改变，也是夜间睡眠最重要的阶段。随着时间的推移，父母可以逐渐减少夜间喂哺的次数（过程可以是不连续的）。在这个年龄段，宝宝会因为饥饿而醒来，但是由于神经系统和生物钟尚未发育成熟，他也会自然而然地醒来几次。

在前4个月里，我们并不建议你刻意戒掉夜奶。宝宝夜里吃东西是一件非常自然的事情（喂母乳很重要），因此，最好遵照宝宝的需求。如果你的宝宝5个月大后你想给宝宝戒奶，我们将在下一章指导你如何去做。

喂母乳的宝宝吃奶的时候可能会更容易进入梦乡，因此他们能迅速建立起喂哺与睡眠之间的稳定关系。如果你的宝宝在吃奶的时候睡着了，那么他很有可能一会儿就醒了，然后需要让你帮他重新进入梦乡。

夜间喂哺

1~6周

- 医生建议每24小时喂8~12次，通常情况下，这意味着宝宝醒着的时候，每2~3小时就要喂一次。无论什么时候，如果宝宝睡眠时间超过4个小时，医生都会建议你把他叫醒，给他喂奶。因为宝宝吃得越多，越能迅速成长。

- 尽早发现宝宝需要喂哺的提示，如更加机敏，身体活动增加，嘴巴老是动或嘴角反射，而不是等到他哭了才去喂奶，哭说明宝宝已经很饿了。

- 在前几周，由于神经系统尚未发育完全，宝宝的喂哺习惯和睡眠模式不稳定是很正常的。在这段时间，如果采用母乳喂食，最好是按需喂，而不是刻意去定喂哺时间表——这样既能遵循宝宝的发育规律，也能保证宝宝摄入足够量的奶。

- 宝宝醒来不等于是饿了，记住这一点很重要。如果在过去的1~2小时期间你已经喂过他了，那么他的清醒将会是一个很好的练习安抚宝宝的机会。另一方面，如果宝宝在睡着3~4个小时后或者某个该喂他的时刻醒来，你可以快速地按阶梯安抚法进行，相信那时你的宝宝确实是该吃东西了。

6周~4个月

- 这段时间，宝宝夜间喂哺的次数逐渐减少，晚上睡的时间越来越长，这很正常。宝宝的消化系统、脑组织和神经系统的发育都越来越成熟，这两个区域的发育直接关系着睡眠。总的来说，宝宝摄入的奶量没变，但开始逐渐地把摄入能量的时间转移到白天了。

- 到了2~3个月，每晚喂2~3次是很合理的，而且对大部分宝宝来说足够了。到4个月的时候，半夜喂1~2次对大部分宝宝来说也足够了。

- 在这个年龄段，如果在过去的1~3小时里你已经喂过他了，那么他夜里醒来，就是一个很好的通过尝试使用其他方法来帮助他恢复睡眠的机会。

- 大概在宝宝3~5个月大的时候，他时不时醒来的次数会增多，很多父母会将宝宝醒来的次数增多误以为是身体快速发育的表现，然后增加夜间喂哺的次数。实际上，宝宝渴望吃奶并不表示他饿了，减少夜奶的次数也并不会对宝宝产生影响。

集中喂哺

在睡觉前的几个小时里，比较频繁地喂宝宝是件很普遍的事情，我们称之为集中喂哺。这是婴儿调节自身神经系统，为夜晚安抚自己做准备的一种方式，而不是储存夜间所需的奶量。喂白天的最后一遍奶时，一些父母选择给吃母乳的宝宝喝吸出来的奶，因为妈妈的奶量在这个时候也不多了。

给宝宝介绍一款奶瓶

如果你的宝宝在2~4周之间且采用母乳喂哺，选择一款装母乳的奶瓶真的很有帮助。如果你的宝宝非常习惯用奶瓶吃奶，那么其他人就有机会帮你照顾宝宝，你也就能获得更多自由，有更多休息时间。对很多家庭来说，还能为爸爸与宝宝沟通情感提供特殊的机会。

为防止喂得过多，请记住，大多数宝宝——不管他们处于哪个年龄段，一次需要的喂奶量都不超过5盎司（1盎司为29.27毫升）。

用奶瓶喂奶的小提示

- 选择缓流奶嘴。缓流奶嘴可以让宝宝不得不自己去努力吸。如果你习惯喂母乳，这样做可以模拟吸母乳的自然节奏，降低他依赖奶瓶的风险。

- 让宝宝尽量保持直立状态。注意将奶瓶接近水平放置，使劲倾斜，使奶嘴里有奶，同时这样还能防止因重力加快奶的流速。

- 通过用奶嘴尖轻轻地摩擦他的嘴唇，鼓励宝宝参与到吸奶的过程当中。当他张大嘴时，就把整个奶嘴都放进他的嘴里，以便让他的嘴唇停留在奶嘴根部。

- 用奶瓶喂食一次在15~20分钟。如果太快或太慢，你就得调整奶嘴的大小以及喂奶的节奏。对于比较小的、有疝气或反流的宝宝，每吞咽12~22次就把奶瓶拔下来，让宝宝呼吸3~5次。奶流过快的表现有：眼睛睁得很大，双手都张开，大口大口地吞咽，呼吸困难，奶从嘴里流出来。

- 用奶瓶喂新生儿，宜从少量开始。刚开始以1~3盎司为宜，随着宝宝慢慢长大，逐渐加大奶量，但最多不应超过5盎司。

- 享受喂奶时与宝宝在一起的时光。紧紧地抱着他，尽量让肌肤多接触。寻找一些时刻，闭上眼睛，和他随便说说话或唱一首轻柔的歌。

如何训练不用奶瓶吃奶的宝宝学习使用奶瓶的小技巧

- **不要让妈妈喂**。通常情况下，母乳的味道以及宝宝与妈妈之间的亲密关系会让宝宝很难接受奶瓶。爸爸或其他看护人要耐心地尝试，慢慢地宝宝就能接受奶瓶了。有时，妈妈必须得离开喂奶的房间。

- **改变生活环境**。如果喂母乳时你习惯了常用的位置和常用的姿势，那么换个地方，换种姿势吧。在房间里走走，或到外面去，唱个歌，跳个舞。把宝宝放在胸前，脸朝外，或放在你的腿上，脸朝向你。宝宝平躺支撑不住奶瓶的时候，就不要喂奶了。

- **诱导转向法**。你可以先用奶头或奶嘴安抚，在宝宝昏昏欲睡或放轻松时，就轻轻地将奶头或奶嘴拔下来，换上奶瓶。如果他不是特别饿，用这种方法也很有效。你可能会发现宝宝刚醒就喝了一瓶奶。

- **一定要坚持**。不要放弃。只要他们的父母能坚持（有时候得坚持一个月或更长时间），很少有始终不接受奶瓶的宝宝。尽量每天尝试一两次，且每天都在同一时间（大家都很放松平静的时候）尝试使用奶瓶。宝宝会注意到你喂奶时感到的任何压力与挫折，因此，请深呼吸，将注意力集中在自己身上。相信随着时间的推移，以及你的坚持和耐心，宝宝最终会接受奶瓶。

睡眠与奶量的关系

如果喂你的宝宝母乳，通常晚上要少喂一遍奶，然后每天将少喂的那次奶吸出来，连续吸几个晚上，慢慢就不用吸了。这么做的原因是，突然在某个时间段不喂奶，会导致奶量的减少，妈妈会感到不适。

根据乳房的储奶量，七八个小时内不喂奶也不会使得妈妈感到不舒适。许多妈妈在睡觉前吸奶，然后在七八个小时之后喂奶或者吸奶。

如果宝宝睡觉时间比较长，最好白天多吸一两次。通常情况下，每天第一次喂完奶之后的30~60分钟产奶量最多，建议在这个时候吸奶。

睡梦中喂奶

尽管让宝宝自然地睡觉是我们的首选，但是对许多宝宝来说，使用"睡梦中喂奶"也很有效果。以下是操作方法：

在你睡觉之前，打算喂睡着的宝宝时，轻轻地把他从睡觉的地方抱起来（但不要弄醒他）。例如，你在晚上7点半把宝宝放下睡觉，那么晚上睡觉前10点或11点，试着在他睡着时喂他。宝宝可能需要几天时间才能熟悉这种模式，但是大部分宝宝都能在完全不醒的状态下吃奶。如果你坚持使用这种方法，并保持几个晚上或者一周左右，宝宝睡觉的时间就会更长。如果你发现你的宝宝在下一次该喂奶的时间醒了，不要再使用"睡梦中喂奶"的方式了，观察宝宝，让他告诉你他该什么时候吃奶。

父母的睡眠

我们整个第七章都在研究如何帮助父母（不同年龄段孩子的父母）睡得更好，因此建议你看一下第七章的技巧，但是这里也有一些额外的建议，能让你在新生儿阶段尽可能多地睡觉。

- **轮岗制**。如果可能的话，父母任何一方都要承担起喂哺和安抚的责任，这样一来，任何一方都能得到一个良好的睡眠（尽管只有三四个小时）。夜里父母一方一次只负责喂一瓶奶的工作量，另一方就可以借此得到良好的休息。对于喂母乳的宝宝，妈妈要在睡前吸一瓶奶放在冰箱里，以便于另一方能快速拿到这瓶奶。

- **寻求帮助。**你不要独自承担喂奶的责任，也无须努力去做。雇个护婴员，找一个可信赖的朋友，或者把宝宝交给奶奶或姥姥——调动你的一切资源来帮助你。你可能觉得只有你自己最擅长照顾宝宝，其实其他人会找到各自的方式。慢慢放手，照顾好你自己，你值得被好好对待。让宝宝建立起对其他看护人的信任感也是一件不错的事情。如果你是单亲妈妈，不妨协调好帮手、家人或朋友的时间，让他们最大限度地帮你度过早期这段困难的时间。

- **分开睡。**如果家里空间允许的话，一方可以临时换到另一个地方睡觉，这样就可以睡一整夜的觉了，也可以睡某个时间段。或者让某一方在早晨把孩子带到另外一个房间，其他人就能睡好了。

- **屏蔽噪音。**哪怕宝宝有轻微的一点声响，父母的大脑也会立刻被唤醒（尤其是喂夜奶的妈妈），因此当你或你的伴侣到客房睡觉的时候，让风扇在那儿转着。不管你是在客房，还是就在你伴侣的旁边，如果不是你来喂孩子，就戴上耳塞。

- **午睡。**宝宝白天睡觉的时候，你也可以跟着睡一会儿，这对于缓解疲劳大有帮助。

如果你觉得宝宝打盹或睡觉的时候你静不下来，睡不着，甚至根本休息不好，不要担心，你不是个案。从未有过的兴奋、焦虑、震惊、疲劳，各种感觉交织在一起，出现这种情绪很正常。这时候正好可以开始练习一些呼吸和静心技巧（详见附录），这有助于让你的神经系统恢复到平衡状态，身体也能得到休息。

产后情感变化

初为人父人母，自然是五味杂陈，有对生命奇迹的欣喜之情，有对丧失自己生活的悲伤，也有对永远都做不完的养育之事的担忧。这种现象很普遍，不知道每个阶段自己都能做什么，日复一日、没完没了、一眼望不到头的工作，被剥夺的睡眠和日渐麻木的精神。大多数父母都有这种感觉，这是很正常的。

大约有20%的产妇患有产后抑郁症、焦虑症，或者二者兼有，这使其成为分娩的头等并发症。产后抑郁在分娩后的12个月内随时都有可能出现，它让产妇的想法和行为以一种强烈的、陌生的模式表现出来，让她们感到害怕，难以言明。

可喜的是，产后抑郁、焦虑症是可治愈的，可以通过心理干预，也可以用药物治疗。我们很高兴能看到产后抑郁症患者不再需要承受太多压力，因为社会开始越来越理解这种情况。越来越多的妈妈也开始主动寻求帮助，并且逐渐好转。

睡眠不足，又担心宝宝的睡眠，最终导致了抑郁症的爆发。我们发现，在我们的实践当中，改善宝宝和母亲的睡眠，有助于母亲重新找回自我。不可小看睡不好觉，和产后抑郁、焦虑症的其他症状一样，睡不好觉是可以被治愈的。我们希望所有的母亲都能和他们的医生、家人、朋友、治疗专家谈一谈产后抑郁的情况，以便最终确定她们需要哪个层级的支持。

常见问题解惑

我应该什么时候把宝宝抱到他自己的房间？

在宝宝出生后的前几个月，喂哺次数和安抚次数都比较多，而且美国儿科学会也建议新生儿应该和父母一起睡（和父母在同一个房间但是不同床），这能有效预防婴儿猝死综合征的发生。由于三四个月以前，婴儿猝死综合征的发病风险最高，因此在4~6个月左右把宝宝移到他自己的房间最适宜。什么时候将孩子放在单独的房间是个人的决定，因人而异。如果你觉得随着宝宝的成长，他的生活和活动都会因你是否在房间而受到影响，同时你也希望有自己的私人空间，那么可以把他单独放在他自己的房间。但是，如果你、宝宝的爸爸、宝宝在同一个房间里可以睡得很好，也可以不把宝宝挪走。

我们应该定一个时间表吗？

现在还不用！宝宝的神经系统、生理节律、消化系统等尚未发育成熟。在宝宝的这个发育阶段，跟着他的思维走，喝多少喂多少，简单地帮助他每醒90分钟后就小睡一下（两三个月大以后）即可。

宝宝在床上俯卧了，我该做什么？

宝宝第一次在婴儿床里俯卧时，他很可能会感觉非常沮丧、不开心——因为他对这个姿势感到陌生，呼吸不畅，甚至不舒服。如果发生这种情况时你的第一反应是立刻把他翻过来，就会造成一种后果，即一旦你这样做了，以后的每个晚上你都得这么翻来翻去。

相信我们，宝宝俯卧其实是一件好事。让他俯卧不要去管，采用阶梯安抚法，像在睡前或在每个清醒的瞬间一样，一步步安抚宝宝，帮助宝宝度过这个陌生的阶段。这个转变其实和晚上不用襁褓包裹宝宝类似，都需要经历几个波折的夜晚，但是一旦新鲜劲儿过了，睡眠就会得到极大的改善。

大部分宝宝俯卧着也能睡得很好，因为他们的四肢能够支撑身体了，对肚子的压力也就没那么大了。长远目标是即便没有你的帮助，宝宝依旧能找到让自己舒服的睡姿。俯卧的次数多了，也有助于宝宝熟悉这种姿势，还有助于宝宝学会转头，但是从安全角度出发，每次放下宝宝的时候，最好还是应该仰卧。请记住，如果宝宝能自己翻身俯卧了，出于安全考虑，就不要再用襁褓包裹他了。

案例

3个月大的宝宝俯卧了

雷切尔：韦斯利不断地俯卧，让我很紧张，因此我不断地把他翻过来，尽管我知道不一会儿他又会自己翻过去。但我有一种感觉，如果是他自己翻过来的，他会更喜欢这个姿势。果真，不久后，当我把他放进婴儿床里时，韦斯利自己就可以翻身了！

出牙会导致宝宝不断醒来吗?

宝宝长牙的年龄范围比较大(我们课堂上有一位妈妈说,他的宝宝出生时就长了一颗牙,我们也听到过有的宝宝14个月大时才第一次咀嚼),大部分宝宝会在4~7个月期间长出第一颗牙。出第一颗牙前的明显表现有:长时间流口水,见东西就咀嚼,一小部分宝宝会感到不舒服,特别爱发脾气。

如果你不清楚出牙对宝宝有什么影响,那么我们会告诉你,这很正常(除非宝宝能告诉你)。如果你注意到宝宝白天格外爱发脾气,喂他也不怎么爱吃,还能看到清晰的小白疙瘩(第一颗牙一般是上中牙和下中牙),很可能是宝宝要长牙了。不要觉得出牙会对宝宝产生很大的干扰,大多数宝宝都能轻松度过出牙期,夜间睡眠也不会有任何明显的影响,而其中一些宝宝则会出现特别明显的状况。

如果你的宝宝正处在出牙活跃期,睡眠明显会受到影响,想办法减轻他的疼痛,以便他能在出牙这两三天的晚上依旧能睡好。和你的儿科医生讨论一下,看能否在睡前30分钟给宝宝吃一粒止痛药,但要注意确保用药剂量正确。也可以采用顺式疗法,或者其他你觉得有效果的方法——注意一定是和你的儿科医生确认过的。在出牙活跃期的2~3个晚上,通过减轻疼痛帮助宝宝在夜里补充睡眠,满足身体所需,以便他能在白天忍受出牙的疼痛,不会因睡眠不足影响他的食量。还能避免你在夜里过度的照顾,建立起新的、无须帮助的睡眠关系。出牙期疼痛一般不超过2~3天。

在出牙活跃期,宝宝白天的吃奶量会有变少的趋势。为了确保他白天能够吃得好,尽量避免增加夜间喂奶的次数。

出牙期的一些小技巧

白天喂奶之前，给宝宝拿一块凉的湿毛巾或者硅胶牙胶让他咀嚼。凉凉的感觉（别放在冰箱里，那就太冷了）有助于减轻他出牙时候的疼痛感，这样宝宝更有可能吃完整顿奶。

我的宝宝只在秋千、摇椅、吊床或其他设备上睡觉，这样可以吗？他以后还会在婴儿床上睡觉吗？

你大概听过"怀孕的第四个阶段"这个术语，它是指宝宝出生后的前3个月就已经能够感知外面的世界了。这就表明模拟子宫内的环境有助于宝宝的自我安抚和睡眠，也能说明，为什么许多0~3个月大的宝宝对震动、弹跳、摇摆的反应这么强烈。

如果这些睡眠设备在前3个月的效果特别明显，那么就用它们来安抚宝宝，也不用过多担心今后。请记住，在最初的这几个月里，当宝宝提示你他需要帮助了，尽量及时做出反应，这是让他觉得这个世界是个安全的地方，满足他的需求的关键所在。同时，要时刻关注他的能力发展，以便你能发现什么时候不用这些设备的帮助，他就能自己入睡了。一旦你这么想了，你的宝宝就会在他不需要这么多帮助的时候向你展示他的新能力。

早期，对运动的需求不会持续很久。随着大脑的迅速发育，宝宝开始准备好进入下一阶段，即使没有运动他也会睡得很好，就跟我们成人一样。回顾"鼓励自我安抚"的那些步骤，父母对宝宝的睡眠方法最普遍的反应之一就是"哇，我真不知道我的宝宝这么厉害！"如果你的宝宝到5个月了还得依赖着运动才能入睡，那么我们将在下一章帮助你改变这种模式。

我的宝宝病了，夜里我该做什么呢？

流鼻涕、胃功能紊乱、耳部感染——宝宝可能感染各种各样的病毒，得各种各样的疾病。尽管我们想尽可能地保护他们不得病，但是我们要知道，即使他们暴露在感冒或流感的大环境下也有其积极的一面，因为这样能刺激他们的神经系统不断强大。

当你知道宝宝生病了，夜里他一醒就赶紧过去照顾他，他觉得怎么舒服你就怎么做。这对大多数父母来说都不难，难的是如何在宝宝感觉好点了的时候重新给他留出空间。你会发现在生病的这几个夜晚，宝宝的睡眠模式很不固定，甚至在病好了以后还要折腾几晚。你要做的就是，回到鼓励自我安抚的方法上，给宝宝留一个小空间，让他告诉你在他感觉舒服点了的时候你能做什么。

在你给宝宝用任何药物，甚至是那些非处方药之前，记得都要和你的儿科医生确认，确保你知道用药的剂量和用药方法。即使你的宝宝生病了，也要遵循所有安全的睡眠规则，包括不放枕头、毯子或其他任何东西，只在婴儿床里放上他喜欢的小玩偶。

为什么我的宝宝在白天睡觉时会很快醒来？

宝宝会从最初嗜睡的新生儿阶段——那个时候一直在睡——生长到比较有意识、神志清醒的阶段。完成这一生长后，会转变成白天睡觉，到晚上就可能一直醒着。在2~6个月期间的任何时候，会有许多的宝宝进入到小睡30分钟的阶段。当宝宝的大脑和身体发育更成熟时，他会摸索着找到自己喜欢的睡姿，睡眠的时间也能更长。最有可能帮助宝宝进入到长时间睡眠的技巧有：

- 宝宝没睡的时候就把他放下。
- 正确识别宝宝发出的声音。
- 在两觉之间让宝宝有足够的俯卧时间。

一些父母成功运用阶梯安抚法，将小睡刚要醒的宝宝又哄睡着了，迅速"完成"了睡眠任务。尝试一下这种方法是一件不错的事情，因为总有一天宝宝会睡好长觉的。同时，在打瞌睡阶段（不要担心，这是非常正常的事）看着钟表，在上一次睡醒之后90分钟就把宝宝放下。这是一个很有挑战性的时间点，因为一整天你都被宝宝无休止的睡觉、喂奶和其他琐事占满了。白天能在汽车里、腰凳上、小推车里睡上几觉也不错，正好借着这点时间你可以出去散散步、会个朋友、喝喝咖啡，或者上一节课。

为什么我得一直走动着才能让我的宝宝睡觉？

因为你的宝宝接近三四个月了，你会注意到他在房间外面睡觉会更困难。再强调一次，这是因为他的大脑在发育，他的意识形态和对这个世界的兴趣也在平稳地发展。这个时候，他对所处的环境比较敏感，也比较好奇，因此想让他在你旁边熟睡，或者能安静地在饭店吃顿饭就显得非常发困难了。所处的这个陌生环境太让他兴奋了，他需要在熟悉的、没有刺激的环境里才能入睡，就像你平常做的那样。当然，我们相信，有些宝宝就是能随时随地立刻入睡，可能你的宝宝也属于那一类，但不是所有的宝宝都是这个样子。

我的宝宝刚上床45分钟就醒了！

宝宝或小孩有时刚睡1个小时左右就醒了（最有可能的原因是他们在这

段时间由被动睡眠过渡到了主动睡眠）。如果你听到宝宝刚上床30~60分钟就有声音了，这可能是因为他还没锻炼好自我安抚。在夜幕降临他还没睡的时候就把他放下，或者在他睡第一觉时就使用"鼓励自我安抚"讲解的步骤。如果他真的大哭，那就用阶梯安抚法帮他平静下来。

我的宝宝在睡觉时反流，我应该做什么？

反流症状的范围比较宽泛：从"单纯的吐唾液"到胃食管反流疾病，最严重的一种形式是胃酸逆流。和你的儿科医生或小儿胃肠专家一起决定对宝宝采取哪种治疗方案。一些医生可能会推荐你对宝宝采用一种特殊的睡姿，因此你要和家人商量，回顾一下能让宝宝睡得舒服的最安全的方式是什么。

根据宝宝反流的严重程度和他的痊愈情况（经过治疗后，随着时间的推移，症状在减轻），你会发现，睡眠的恢复会比较缓慢。你得在他没睡的时候将他放下，采用阶梯安抚法，一天一次，或固定为睡觉前，直到他的反流症状有所好转。在这几个月里，宝宝可能会需要你很多帮助。只要你对一切保持耐心，在他反流症状得到改善之后，你的宝宝最终会睡得很好。

第四章

婴儿和学步的宝宝

（5个月到2岁）

良好的睡眠习惯

宝宝的睡眠

现在的宝宝和之前不太一样，他不再是那个小小的、包着襁褓的新生儿了，他爱笑，开始咿呀学语，甚至还会模仿大人说话。仔细看他的眼睛——灯亮了，他开始充满热情地观察他周围的世界（这要感谢他大脑额页皮层新的、更加复杂的活动）。

你是否注意观察过宝宝的一些行为——吮吸自己的小手或来回摇摆，以使自己平静下来；抓着自己胖胖的小脚往嘴里放；把头转向别处；用毯子擦鼻子；自己跟自己唱歌；肚皮朝下趴在婴儿床里。宝宝的这些变化都意味着他自我安抚能力的快速发展，是他发育期自我调节能力的全部体现。除此之外，他的昼夜节律系统更加成熟（详见第八章），他渴望有规律的、良好的睡眠计划。

这时的宝宝，就寝和睡眠都不需要你做很多工作。如果你仍需让家人在某一范围内保持安静、喂奶或晃悠直到宝宝进入深度睡眠才敢离开卧室，祈祷他别看你；或者你仍需要在夜里摇晃宝宝好几次才能让他重新睡去，喂个奶或塞个奶嘴；又或者把刚刚开始学步的小宝宝放在婴儿车里，推着他，尝试用各种方法来帮助他入睡——不管用什么方法，你做得都太多了。事实上，对此时的宝宝而言，他的身体和大脑已经能够独自完成睡觉这项工作了，但由于你大量的帮助，他对你产生了依赖，需要你的抚慰才能入睡。

想象一下持续这么做的后果：你努力帮助宝宝入睡，宝宝睡着了，你却累得精疲力竭。虽然对宝宝的陪伴是很有必要的，但这个年龄段的宝宝有睡眠问题是很常见的事。许多婴儿和学步小孩都有如下与睡眠斗争的烦恼：

- 不能自我安抚，独立入睡困难。
- 出于习惯，会在夜里醒来，且不是因为饿。
- 得让父母陪着，或者只有在婴儿车、汽车或其他装置里才能入睡。
- 上床睡觉时间太晚，睡不到11~12小时。
- 醒来得太早，睡不到11~12小时。

如果你的宝宝也有以上类别中的某一种烦恼，记住，他可能是累了想睡觉，和你累了想睡觉是一样的。幸运的是，尽管睡眠问题看起来很麻烦，但如果你能坚持按照正确的计划去做，最终一定能够改善睡眠。

在这一章节，我们将指导你改善5~24个月大的宝宝的睡眠。你需要定一个早点的、固定的上床睡觉时间，列一张有规律的小睡时间表，建立一种宝宝自我安抚的模式，这些都将有助于让宝宝独立入睡并整夜安睡。

在这一章节，我们还会教你一种独立入睡的技巧——睡眠波，你可以将它用于5个月或再大一点的宝宝，同样也可以用于学步小孩甚至是学龄前儿童。我们还会帮你解决喂夜奶、断夜奶以及其他所有常见情况中出现的问题和难题。

阅读本章内容时请记住，这一章节概述的健康的睡眠习惯不仅能改善宝宝的睡眠状况，还能在他今后的成长过程中起到重要的作用。较早且固定的上床睡觉时间和能够自我安抚入睡的能力都将变成宝宝生活中的一种规范，一段时间后，宝宝甚至会希望这种规范能够固定下来。

宝宝为什么会醒

事实上所有的宝宝夜里都会醒。"睡得好的宝宝"和"睡得不好的宝宝"夜里都会经历睡眠的各个阶段，有浅层睡眠，也有瞬间的知觉闪现，成人也是如此。当你迷迷糊糊地醒来时，你可能会翻个身，调整一下毯子的方向，把枕头摆放舒适……然后又睡过去，你甚至都没完全清醒——至少第二天你不会记得发生了什么事。你感觉睡眠没中断过，但事实上，你每天晚上都有很多次处于睡与醒的边缘。

谈到婴儿的时候，所谓的睡得好与睡得不好的区别在于有没有完全醒来，醒来后都做了什么。有一些宝宝翻身，随手抓住婴儿毯或玩偶，双膝蜷在身下，又睡去了，还有一些宝宝却会大喊着需要帮忙，被安抚好了才能再次入睡。在这一章节，我们的主要目标是让你的宝宝用他自己的方式安抚自己睡觉，不用你的帮助也能熟练应对各种状况，完成自我舒适，自我安抚，再逐渐睡去的全部过程。

宝宝夜里发求救信号的一个主要原因是，他们会下意识地寻求能帮他们入睡的外在条件，而不是进行自我安抚。你的宝宝吃奶时或在你的臂弯里好好地打着盹儿，但是一旦把他放到婴儿车里，他就会莫名其妙地醒了过来——你应该知道他为什么要召唤你?

想象一下,你在舒适的大床上睡着了,你最喜欢的那条软软的毯子被皱巴巴地压在你的下巴下,几小时后,你醒了,毯子滑到了地板上。你可能会摸索着四处找你的毯子,想知道自己在什么地方,你太迷糊了,不能完全醒来,挣扎着想把睡觉前的东西都找回来。同样,宝宝在进入梦乡前被你的手臂、你的动作、你的乳房,或是奶瓶围绕着,夜里一眨眼的工夫醒来后一切都变了,你们的感受是一样的。

在父母看来,宝宝的睡眠问题都是无益的睡眠关系产生影响的结果。睡眠关系指宝宝睡觉时所处的环境。随着时间的推移,宝宝会把安抚行为与睡眠联系在一起,有的睡眠关系是健康有益的,但有的睡眠关系却不太健康。例如,一些宝宝会推迟上床睡觉的时间或半夜不睡觉以得到父母的安抚。如果你的宝宝不能建立起有效的自我安抚,那么可能他刚睡着没几个小时,你就会听到他叫你。如果现在你仍然是在他已经睡着了(或几乎要睡着了)才把他放在床上,那么这将是需要改变的事情。我们的目的是在他还有意识的时候就把他放在床上,让他知道谁在谁不在——不用偷偷地溜走,也不用感到奇怪。

无益的睡眠关系	有益的睡眠关系
睡前摇晃	在喜欢的地方入睡(学步小孩可以拿点毛绒玩具)
睡前母乳喂养或人工喂养	婴儿来回翻动
秋千、摇椅或其他设备	整晚都是自然声或白噪音
哄孩子入睡	吮吸手指头或者大拇指
晚上关掉音乐	采用自己喜欢的睡姿
推着推车或坐在车里	在婴儿床里自言自语或对着自己唱歌

就寝时间：睡眠良好的基础

就寝时间为整夜的睡眠定下了基调。你的宝宝上床睡觉的方式决定了他整晚的睡眠质量。如果他入睡时是你抱着他或者在喂奶，他晚上动的时候就有可能四处找你；如果他是自我安抚迷迷糊糊地睡去（翻身，扭动，找到让自己舒适的睡姿，拿他的小毯子或小手绢擦鼻子，听房间里的声音），无论夜里什么时候醒来他都能自己搞定。

这就是为什么我们首要关注的就是就寝时间。新生儿需要被安抚才能入睡，但是给五六个月大的宝宝留一些练习的空间，他完全能够自我安抚入睡。这个年龄段，需要重点关注入睡关系和入睡时周围的环境，为宝宝提供舒适的睡眠关系，你可以讲讲故事、唱唱歌、抱一抱他，等等。但是一旦他在婴儿床或大床上，你做了你能做，但他却不能做的事情时，你都得用安抚法来教他学会管理好自己。

宝宝也可能会因为需要进食在夜里醒来。喂夜奶或喂奶瓶的过程中可能会出现各种各样的问题，在接下来的章节中，我们将为你确定解决这些问题的一些方法。你无须为了改善宝宝的睡眠而给他断奶，尝试将喂奶调整到最佳状态，并加强宝宝自我安抚的能力。如果你准备给宝宝断奶，我们也会教你如何一步步操作。

在你调整宝宝睡眠的时候，请记住，所有的孩子都经历过睡眠困难期。想想看，孩子的大脑和身体处于变化和成长的恒定状态，出牙期、新的运动技能、语言习得、认知发展、分离焦虑、旅行、疾病、噩梦、换上大床

（简直列不完！）——所有这些常规发展都会在某种情况下破坏孩子的睡眠模式。研究睡眠不是你一次就能"解决"的问题，也不是一件一劳永逸的事情！如果你是这么想的，那么你必然会因暂时的挫折而感到心灰意冷。相反，我们要教会你的是思想和实践，带领你建立起良好健康的睡眠基础。当你有了这些思想和实践，你就能用最好的方式战胜这些睡眠问题，让你的家人重回睡眠的正常轨道。

醒与睡

多项调查研究表明，婴儿和学步小孩在已经睡着的状态下被抱上床，夜里都有可能会醒来，且不太可能进行自我安抚。国家睡眠基金会一项对孩子睡眠的投票结果显示，婴儿和学步小孩在睡着的情况下被放到床上，往往比没睡着的时候就把孩子放在床上要少睡1小时。相比之下，睡着才放上床的孩子每晚要醒2次或更多次，这种频率是醒着的时候就被放在床上的孩子的3倍。

孩子的卧室

孩子在卧室里看到的、听到的，以及感觉到的环境对他的睡眠起着很重要的作用。以下这些方面对婴儿、学步小孩、学龄前儿童、学龄儿童都很重要，而且无论你的孩子是在哪儿睡都同样适用。

光：孩子对光特别敏感，这是他生物钟的基本信号（详见第八章）。安遮光帘或挂上窗帘，阻挡清晨的阳光，可以在孩子睡觉的时候保证房间处于黑暗状态（我们经常问一些父母他们的婴儿房是否足够暗，他们都肯定地说特别暗，但当我们自己去看的时候，发现其实并不够暗）。家里明亮的灯光能抑制褪黑激素的释放（我们睡觉的时候会自然上升），干扰孩子的入睡能力。晚上，睡觉前一小时将家里的灯光调暗，睡觉的时候用昏暗的床头灯帮助孩子的身体平静下来。如果他夜里醒来，用小夜灯而不用明亮的大吊灯。到了早上，将灯罩或窗帘撤下来，让太阳光照进房间，就如同在孩子的生物钟上按下"开始"按钮一样。

声音：可以采用将风扇开低挡的方式或者用自然的声音去屏蔽来自周围环境的噪音、家人发出的声音、狗叫声，等等。

气味：保证婴儿房内的空气新鲜，以便于闻到的气味和空气质量都令人舒服。白天开窗透气，让空气流通起来。风扇开低挡或用空气净化器来保证室内有温和的流动空气。

感觉：给婴儿一个表面舒适结实、铺着柔软的床单的婴儿床。如果你的孩子稍大些能用枕头了，枕头的大小要和他的身体相匹配，能支撑他的颈部和脊柱，形成一条直线，而不是向上伸着。大部分孩子至少在2岁以前都不需要用枕头，许多孩子直到换到大床上之后才开始用枕头。

温度：保持房间凉爽，温度在18~20℃。可能听上去有点冷，但是稍微凉爽的温度通常更有助于睡眠。如果晚上天气特别热，你又没有空调，那么用风扇给屋内降温。睡觉的时候别给孩子穿太多。

不放电视机：卧室放电视机的孩子往往要比卧室不放电视机的孩子睡得少。

婴儿房内的设计：婴儿房应该是安静的、令你和孩子都感到放松和舒适的空间。

提早的、固定的就寝时间

帮助婴儿睡眠的最好的方法之一是确定一个早点的、固定的就寝时间——晚7点至7点半之间睡觉就适合大部分孩子。假如婴儿和小孩在这个时间过后还不睡觉，他们就会过度疲劳，体内应激激素（如肾上腺皮质醇）水平升高，开始变得活跃，喜怒无常，甚至无法安静下来。

让婴儿上床睡觉的最佳时间点是在宝宝发出明显的"疲劳"信号之前，例如打哈欠、揉眼睛，最理想的就寝时间是婴儿在安安静静地说话、玩耍、心情好的时候。

晚上熬夜太晚也会导致婴儿第二天早上醒得特别早（虽然这听起来可能不符合逻辑），早睡能让晚上的睡觉时间变长。

对那些习惯晚睡的人来说，设定好早睡时间就好像是使用了一个重要的调节器。早睡的确能改善婴儿和小孩的睡眠，毕竟他们的身体天生就适合早起。你可能会注意到，你的宝宝无论晚上几点睡觉，早上都会在同一个时间段醒来（你晚上9点把他放在床上，他早上6点醒来；你晚上7点把他放在床上，他也是早上6点醒来——这就是生物钟的强大力量！）。早点把孩子放在床上睡觉能让他有机会睡足11~12个小时。现在，你宝宝的昼夜节律系统已经很成熟了，因此，规律性对他来说很重要。

这种时间安排会让很多父母陷入进退两难的境地：孩子这么早就上床睡觉，妈妈爸爸到家太晚的话，就看不到孩子了。我们知道这是无法调和的难点（我们还不得不去欺骗家人，不让他们知道这个真相）。但是睡一整夜觉对孩子的身体发育太重要了，让他休息好，比让他每天按部就班地等你回来见面好得多。何况你可能还遇到过这种情况——下班回来，扰乱了孩子上床睡觉的习惯。

这也不是说你永远都不能灵活对待就寝时间，只不过在绝大多数晚上，还是要遵守孩子的就寝规律。从其他地方挤出时间来填补你和孩子之间必需的亲密互动时光，例如早晨或者周末的游泳课。对于工作到很晚的父母而言，无法做到在晚上7点、7点半或8点就把孩子放在床上睡觉，没关系，只要保证孩子能睡11个小时以上就可以，而且，大部分孩子调整晚睡的能力都很强。

案例

工作时间和就寝时间

艾琳：我的丈夫约翰很少能及时到家，在赖利上床睡觉之前看到她。我试着叫醒她，让他们能见上一面，但是她的睡眠就彻底被打断了，这么做不值得。后来，我们想出了一个解决方案，爸爸早上6点半起来和她玩一个小时，再喂她一瓶奶。他们彼此很珍惜这段难得的在一起的时光，而我也能趁机再多睡1个小时！

有些成年人天生就是夜猫子，而另外一些人就是"百灵鸟"（他们起得很早）。和成年人一样，孩子也有这种先天的生物趋向。但是，夜猫子行为往往是长期上床时间不规律，日常活动不统一或自我安抚有困难的结果。如果你的宝宝是夜猫子，那么观察一下，看他是否能待到晚上8点上床睡觉，然后一觉睡到早上7点，并且一直对这个时间安排比较满意。如果是，那么他能和你的睡觉安排配合得特别好。如果你的夜猫子宝宝仍然在早上6点半醒来，那么你就得确保他上床睡觉的时间不迟于晚上7点半。如果能一直坚持，即使是有夜猫子倾向的孩子也能在早睡方面做得很好。实际上，有这种倾向的宝宝可能需要你格外的坚持，并且一步步实践早睡计划，让宝宝睡个持续整夜的好觉。

睡前流程

婴儿对程序化的东西高度敏感。上床前一套平静的、固定不变的步骤会给婴儿的大脑和身体发送信号，告诉他睡眠即将开始。你的宝宝是个小小的科学家，他无时无刻都在调整他自身在所处环境中的模式。他想让你每天都用同样的方式做事情——重复能让他得到抚慰。在刚出生的几个月里，你做任何事情的方式都有很大的变化空间——有时候，你晚上9点把宝宝放下睡觉，过几天晚上，6点半就把他放下睡觉了；有时候，你一边唱歌，一边晃悠着他睡觉，过几天，吃奶的时候他自己就睡着了。如果你还没养成固定的习惯，那么现在是时候做出改变了，你可以在每天晚上上床睡觉前，都按照相同的顺序，做相同的事情。

你宝宝睡前流程的持续时间为30~60分钟或者再长点，具体情况取决于你的睡前流程包括多少步骤。以下只是举例说明，你会找到属于自己的特殊步骤，确保你选择的是安抚方式而不是让孩子活跃起来的方式，保持相同的顺序，用平静的口吻对孩子说话：

6个月	12个月	20个月
洗澡	洗澡	洗澡
换宽松睡衣	换宽松睡衣	换宽松睡衣
喂哺	喂哺	念书
念书	婴儿自主玩耍	关灯
和房间里的物品道晚安	念书	讲一个白天发生的故事

关灯	和房间里的物品道晚安	唱歌
唱歌，拥抱，摇晃	关灯	晚安之吻
上床	唱歌，拥抱，摇晃	上床
	晚安之吻	
	上床	

重复的抚慰程序

创造一套让宝宝愉悦的、安静的、适宜的睡前安抚过程，且每天晚上都保持一致。睡前习惯当中的"方法"不像"方式"那么重要。你甚至可以播放某类音乐，调暗房间里的灯光，把窗帘拉上，把风扇打开，整理下毯子，用很安静的声音和房间里的物品道晚安，如果你每天晚上都重复这些步骤，那么这些就会慢慢地变成睡觉的信号。如果你的这些动作是平静且始终一致的，那么你的宝宝就会将困倦发展成为巴普洛夫式反应（条件反射）。注意你的行为方式，如果它们是缓慢的、有条理的、始终如一的，那么给宝宝的感觉也会是平静的。

睡前习惯的最后几步最好在宝宝的房间里完成，最后一步（例如唱一首歌）要在熄灯后再做，这样在你离开房间之前，宝宝就能和你在黑暗当中待上那么一小会儿了。

昏暗的灯光与断开连接

上床睡觉前一小时将室内的灯光调暗，有助于使孩子的大脑和身体平静下来。上床睡觉前不要让宝宝看电视，因为这会使他迟迟不能入睡。最好不要让孩子把睡觉和电视强烈地联系在一起，否则他们会依赖上电视，不给看就不睡觉。

光和就寝

家里的光——包括头顶的照明灯光和平板电脑、其他显示器发出的光——会扰乱孩子入睡的能力。这是因为光会抑制褪黑色素的释放——褪黑色素是一种化学元素，在我们上床睡觉前开始觉得困的时候，它就会在身体内加速分泌。夜间照明宜采用暗光（红光对褪黑色素的分泌影响最小，因此你可以把婴儿的夜灯换成干扰最小的红色光源）。

让家里安静下来

在婴儿上床睡觉前的30~60分钟左右，把婴儿房里与睡觉无关的东西（包括你自己的东西）都拿走。随着年龄的增长，越来越多的孩子会相信因为上床睡觉，他们错过了客厅里的一场聚会。如果孩子感觉到整个家里都安静下来了，那么他也就很容易不再折腾，自然而然地转换到睡眠模式了。

睡眠程序随着婴儿的成长会有所变化

一致性是睡眠程序的关键，但是要记住，宝宝的行为习惯会随着他的成长有所改变。有时，我们会听到一些家长说，他们家学步小孩的睡前活动仍然是洗澡、按摩、摇晃、喝奶——这些活动对小婴儿来说比较好，但不太适合那些机灵的、有求知欲望的、大一点的孩子。有个小窍门可以让睡前活动与孩子的年龄相适应，同时也能让孩子参与进来（例如你可以和学步小孩讲讲白天发生的事）并保持安静。

有些孩子喜欢你在他们翻来覆去试图睡觉的时候，给他们读几本床头书，而不是机械地做一件又一件事情，这也有助于他们深入了解自身内部的管理系统，控制并让神经系统安静下来，为睡觉做准备。

婴儿自主玩耍

婴儿自主玩耍能让孩子的自我安抚能力在睡前活跃起来。为了实现自主玩耍，你只需坐在地上，跟随着孩子的兴趣和喜好玩10~20分钟。这是一种选择——你可以试试，看看能不能帮助你和宝宝转换模式。如果它符合你的睡前习惯（如果你有一个孩子，通常是很容易适应的），你就可以决定如何对它进行安排。

在宝宝五六个月的时候，自主玩耍仅仅是看着他练习翻身，捡起一件玩具，偶尔说一说他正在做的事情或者模仿他的动作和声音。随着他玩得越来越复杂，越来越有创造性，你需要加入他的假想游戏中。关键是要平静地去玩，要听宝宝的指挥而不是领导他。

我们经常发现，父母在走进宝宝房间开始睡前活动的那一刻宝宝会哭泣。在他们的房间，采用睡前习惯中可预见的方法（包括宝宝的自主玩耍）能改变这种情况。现在你的小宝宝很期待这段特殊的时光，当他可以自己说了算的时候，就会给你看看这个，看看那个。

睡眠问题的解决方案

独立入睡与整夜睡觉：睡眠波

如果晚上你早早地就通过给宝宝喂奶、运动或其他方法，把他放下，让他睡觉，那么这可以有效改善他的睡眠。请记住，宝宝对模式的探测能力特别敏感，通常到四五个月时，他们会对睡前关系变得非常敏感，并产生依赖。如果你仍然在宝宝入睡（或几乎就要睡了）的整个过程当中或半夜里安抚他，那么睡前关系就会非常强烈。在这个年龄段或更大一点时，再改变这种模式就很难了（例如采用第三章的阶梯安抚法）。因此，你需要一种非常明确的睡眠方法来将安抚的主体转到宝宝身上。

实际上，你可能会注意到，对大一点的宝宝来说，帮忙其实会使情况更糟。我们发现同样是喂奶、摇晃有助于新生儿的睡眠，但却会妨碍大一点婴儿的睡眠。久而久之，随着父母继续帮助孩子入睡，他们的睡眠非但没有改善，反而会停滞不前，甚至还会倒退。以下这些特征表明婴儿的认知能力开始发展，他的意识形态也在发展，这时，他更愿意进行自我安抚：

- 你需要在你的"辅助方法"上花更长的时间——如喂奶、摇摆、来回溜达——才能让宝宝入睡。

- 宝宝晚上醒的次数增多，白天不怎么睡觉，或睡觉时间特别短。

- 你把宝宝放进婴儿床的一瞬间或者刚放进去一会儿，他就醒了。

- 你抱着宝宝，设法安抚他睡觉的时候，他后背一拱一拱的，或轻轻地活动。

- 你在他身边，他非但不困，反而看着很活跃。

这些表现说明，尽管你是出于一片好心，但你的做法确实阻碍了宝宝睡眠的发展。宝宝的这些特征是在告诉你"我需要独立进行自我安抚入睡！"

现在的宝宝看起来不太一样，他能独立入睡，夜里也会睡得更长久（怎么也能睡够11~12个小时）。问题是如果你的宝宝始终要依赖外部安抚，那么他天生能睡好的能力就不会被发现。尽管大一点的孩子能进行自我安抚，但他也会很困惑，不知道周围到底是谁在安抚他。

> 建立新的睡眠模式实际上能促进大脑发育。我们知道，婴儿在实践新方法的同时（如获得自我安抚的能力），也是在加强脑部神经通路。这就像是在森林里开辟一条新路：开始，你几乎看不到这条路，但是走的次数多了，它也就清晰可见了。对宝宝（也是对所有人）来说，这些反复走过的路，能帮助他们自然地走向更远的未来。

睡眠波有助于让宝宝掌握自我安抚的权利。在本节中，我们将指导你使用这些技巧。有时候，一些简单有效的方法就能让你的宝宝在实现自己入睡的同时保证整夜睡觉（如果你愿意，也可以适当地喂夜奶）。在开始采用睡眠波之前，通读这一节的内容（你可以采用附录里的睡眠波规划法）。

记住无须训练宝宝入睡——睡觉的能力是他们天生就有的。使用睡眠波将有助于摒弃不需要的习惯，建立起清晰的行为反应模式，一旦宝宝发现、实践并信任这种模式，他就会放松，转而发挥他天生的能力。

在开始采用睡眠波之前

1. 回顾一下健康的睡眠习惯。确保你已经实施的健康睡眠习惯在本章前面有概述。在进行下一步之前，请仔细阅读本节内容。

2. 对卧室的环境进行调整。确保房间内的物品都放在适当的地方，让宝宝对自己的卧室感到舒适熟悉。如果宝宝一直是在你的房间睡，而你的目标是把他挪到他自己的房间，是时候去行动了。在开始你的睡眠计划之前，给他留一段玩耍的时间，让他觉得在他自己的房间很舒适。你可以"装饰"一下宝宝房间的婴儿床，白天，换上亮色的床单、小玩具，也可以放一部手机，等等。让他每天都在婴儿床里玩上一会儿，你在他旁边陪他玩，或者让他自己玩，持续几天。睡觉的时候把婴儿床里的装饰撤下。在开始睡眠波之前，保证你的宝宝熟悉他睡觉的地方。

3. 当你启动睡眠波的时候，所有"没有帮助的"睡眠关系都将消失，取而代之的是"对睡眠有帮助的"睡眠关系。例如，如果你还没给宝宝使用安抚神器（小玩偶），那么给他准备一个。

4. 给宝宝订一个时间表。在健康的睡眠习惯一节中，我们让你制定一个上床睡觉的时间。既然你已经打算开始使用睡眠波，也就需要确定宝宝醒来的时间至少要在上床睡觉的11小时后。举个例子，如果上床时间是在晚上7点，那么起床的时间就不能早于第二天早上6点。

5. 选择正确的时间

你的家庭准备好建立有组织的睡眠计划了吗？请确保：

① 宝宝至少要5个月大。

② 使用睡眠波对宝宝没有最小体重的要求，但是，如果你担心戒掉夜奶会使宝宝的体重发生变化，出现身体发育或健康问题，那么，还是应该咨询医生。

③ 你和宝宝都很健康，而且在随后的两周里，没有接种疫苗的打算。

④ 家里在未来两周是稳定的，意思是你们不会去旅行，你还没到回去上班的时候，或者家里没有任何重大变化。

6. 父母二人必须要达成共识。我们不能单方面强调一致性对睡眠有多重要，因为父母在行为上往往会存在差异。造成这一情况的原因有很多：一方非常想改变，但另一方对现状很满意；一方对这个计划感觉不舒服；一方对这个计划的方方面面都了如指掌，而另一方却对计划的细节知之甚少；父母一方坚持这个计划，但马上就要出门了……这就是为什么我们强烈建议家长要保持一致性。如果家里有两个家长，那么双方都要读一下这个章节，一起坐下来制定你们的计划（你们可以使用附录里的"睡眠波规划"工具）。宝宝会注意到你们的一致性，当家庭成员各方都在同一轨道上时，宝宝会觉得非常有安全感。睡眠计划执行得好不好直接决定着改变睡眠模式的成功与否。

　　睡眠是造成很多夫妻关系紧张的一个重要因素，尤其是在父母双方对夜里如何做才能睡得好持不同意见时——半夜是最不适宜讨论这一问题的时候。如果你们双方都有自己的策略，就会造成策略太多，于最终结果却无济于事。遵循有组织的睡眠计划的一大好处就是，当你们在试图寻找睡眠的问题时，不再自我怀疑或彼此怀疑。这就是为什么我们做睡眠咨询时，会让父母双方都在场，这样他们就能同时听到关于睡眠计划的讲解，并理解睡眠计划的实质。

睡眠波法

当宝宝练习一种新的入睡方式时，通常会有抵触和哭闹的状况出现——你正在改变他已经习惯了的入睡方式！父母这个时候会很困惑，不知道该如何回应，是应该走进他的卧室安抚他，还是让他独自待着？如果你完全不管宝宝，那么，他就会开始想你在哪儿，过一会儿，他就会感到担心或者害怕。如果你立刻冲进去安抚他，你就会让他感到困惑：到底是谁在充当睡前安抚的角色？这两个问题，睡眠波都能解决，这种方法的目的是让宝宝知道你就在他附近，同时，让他清楚地知道安抚入睡是他自己的事儿。你在这个问题上的目标是要让你的宝宝掌握安抚的主动权。

一旦你这么做了，就会惊讶地发现，宝宝有他自己独特的安抚和入睡方式。我们看到宝宝们用各种各样的方式安抚自己——有的打滚儿，有的用膝盖跪着，有的把腿放在婴儿床的一侧，还有的来回翻滚，在毯子上舒服地躺着……每个宝宝都有让自己舒服的方式。你不给宝宝足够的空间去发展他的自我安抚能力，就不会知道每个宝宝特殊的入睡技巧（宝宝自己也不会知道）。

我们把这种方法叫作"睡眠波"的原因是，希望你把自己想象成海洋里的波浪。父母反复的、有节奏的造访，对宝宝来说是一种不变的、可预见的反应。你以一种可靠的方式来来去去，这对健康依恋关系的发展很重要。你的宝宝天生就是一个小科学家，他会不断地寻找方式——他会逐渐了解到你是如何通过这种方法，让他知道你就在附近，但不会再对他进行安抚的。当他经过一次次测试，最终适应了你的睡眠波的形式后，他就会放松，转而得到自我安抚。

为了能让宝宝快速学会这种方法，我们建议在他开始上床睡觉时使用睡眠波，夜间每次醒来、夜里每次喂奶之后、第二天的小睡，都使用相同的方式——这能让你的宝宝稳定地感受到你连续的反应。如果你的宝宝还在吃夜奶，那你应该读有喂哺内容的一章，考虑是戒掉夜奶，还是将这些喂奶习惯调到最佳状态。

睡眠波的正确步骤

1. **宝宝没睡的时候就把他放下。** 做完了这些上床睡觉前的日常工作，在宝宝昏昏欲睡的时候把他放下。轻轻地拍他，和他说话，例如："睡觉的时间到了。妈妈就在外面。我爱你。"然后离开房间。离开房间时说的话就是你的"剧本"，每次宝宝哭闹，你进来的时候都可以这么说。创建自己的剧本，并把它写下来，这样，无论是你，还是别人，把孩子放下来睡觉的时候都可以说完全一样的话，做完全一样的事。重要的是一个字一个字地重复，不要有变化，也不要有延伸。

   不可不知的真相： 宝宝的大脑内有大量的镜像神经元，能处理周围人的各种情感。你满怀欣喜地进行着这个过程，你的宝宝就会感知到你的好心情，并且对睡眠产生好感。积极地预想一下这个好的结果——你的宝宝对你的身体状态和情绪状态都特别敏感，你的语气应该是平静的、实事求是的。

2. **5分钟检查法。** 如果你的宝宝开始哭了（是真哭，而不是没事找事地大叫或是呜咽），等5分钟，然后走进房间，要么站在门口，要么站在婴儿床边（站在一个让宝宝能看到你、听到你的地方），用就事论事的、自信的口吻开始说你的剧本。你在那停留的时间就是你走进房间，说你的剧本，走出房间所用的时间（大约7~10秒）。这种方法是为了让宝宝知道你在那儿，而不是你要帮他安静下来入睡。别安抚、触碰或把宝宝抱起来，让宝宝感觉到你对他的信任，你要继续这么坚持，直到他信任这种方式，能入睡了为止。开始时，最好让你们二人中比较自信的一方做这个检查，也可以交替进行。如果一方需要走出房间去调整，另一方可以接管过来，接着检查。宝宝在上床入睡时有抵触情绪，哭个20~60分钟，这都是很正常的，而且有时，第二天或第三天晚上哭闹的时间会更长。

不可不知的真相：如果睡眠波没有达到预期的效果，通常是因为父母双方或一方在房间里待的时间太长——好心的帮助实际上会使得宝宝的改变变得更加困难。如果你偏离计划，哪怕是行为上改变一点点（例如，你进去检查的某一次给他按摩后背了），你的宝宝也得花费精力去猜你下一步会做什么，或者解读你的行为是否是他的抗议所导致的。

3. **睡眠波。**如果他还在哭，那么再等5分钟，然后重复第2步。如果哭声停止，时间归为零，检查他是否还会哭，再等5分钟。每5分钟一个轮回，如果他一直哭，帮助你的宝宝检查下他自我安抚的模式。坚持对他进行鼓励以延长时间。

　　如果宝宝哼哼唧唧或断断续续地哭，会干扰你进去安抚的时机。最大限度地发挥你的判断力吧：如果宝宝只是简单地自言自语，嘟嘟囔囔，或有点抵触情绪，那么尽量给宝宝留点空间，但如果真的哭了5分钟，就需要你去检查一下了。

不可不知的真相：有时，父母会告诉我们："这不管用。每次我进去的时候，宝宝都会哭得更大声，表现得更狂躁。"这正是我们当初期望发生的。这段时期，通常是在第一天、第二天或第三天晚上，宝宝正在测试这种新模式，且反抗的时间会更长。我们想让你保持5分钟的间隔是因为5分钟时间不长，而且这个频率是可预见的，不会有风险，你的宝宝可以越过反抗阶段甚至进入到思考你在哪儿的阶段。是的，他会哭得更大声，情绪会更失控，但是按照这个频率和可预见性，你一次又一次进来，他就会逐渐感到安全，不再担心。他会知道你在回应他，只不过没有用原来经常用的方法。一旦他开始信任你的新模式，就不会再反抗，而是保持放松，并将其内化成自己的入睡能力。实现这个目标需要一定时间。

宝宝是个小科学家，他们在确定一件事情之前需要大量的数据。我们确信睡眠波会起作用，因为这么多年来，我们见证了数以千计的父母和宝宝通过睡眠波建立起了良好的入睡模式。

4. **良好的早起时间。**起床时间设定为上床睡觉11小时后。在此之前，你要用睡眠波阻止宝宝的每一次醒来。如果宝宝仍吃夜奶，你也想给他戒掉一次或几次，那么你就得逐渐开始使用睡眠波了。当宝宝在既定的起床时间或者既定时间之后的任何时间醒来，你都要对他进行问候，让他清楚地知道这是早晨。轻轻地打开窗户，满面笑容地看着他，给他唱支歌。不久，他的生物钟就会记录下应该起床的时间了。在早晨，即使宝宝睡过了11小时，我们也不建议你叫醒他。理想状态是他自己结束睡眠，自然醒来。

如果你始终坚持这么做，大多数宝宝2~4天就能理解你的模式，夜间的睡眠也会得到改善。如果你在夜间睡眠和白天睡眠时都使用睡眠波，那么宝宝对这种模式的理解就会更快。阅读这一章节后面关于小睡和小睡时使用睡眠波的内容。

哭泣

听宝宝哭真的是一件很难受的事情。如果你像大多数父母一样，你可能会担心任由宝宝哭泣而不去帮忙会伤害宝宝，担心宝宝会生你的气，或者会伤害你和宝宝之间的关系以及宝宝对你的依恋——尤其是在你知道做什么能解决这个问题的时候（喂奶、摇晃、和宝宝一起躺下来）。但是，什么都别做，老老实实待着。

宝宝哭闹是因为他在反抗所发生的变化。你现在要做的和以往要做的相反——改变这种根深蒂固的模式。过去是你（秋千、婴儿车，或者是别的睡眠方式）来安抚宝宝，而现在是宝宝自己安抚自己。这种转换实属不易，所以如果宝宝对此有强烈的情感波动，我们也不能责怪他。宝宝哭闹，其实是他在说："嘿，嘿，嘿，发生了什么事情？这不是我们以前做事情的方式啊！"

如果你始终坚持，他就会转变成："哈，我开始发现一种新模式了。"到最后，他会说："我相信这种模式并觉得安全，我可以自己安抚自己入睡了。"你在回应宝宝，只是你不再承担安抚他入睡的任务。

请记住，如果宝宝感到心情沮丧，甚至不断挣扎，都没有关系。你不能奢求他每时每刻都感到满足。想象一下，你的小宝宝想爬上书架，或者那个大一点的小孩吃饭的时候想吃巧克力棒，但是你说不可以。很多时候，你知道你会做一些事情让宝宝暂时性地高兴起来，但是这种幸福感不能持续到永远。请记住：宝宝感到心灰意冷的时候是宝宝学习的最佳时机。我们曾经历过，因此我们知道这会很难！

我们也知道有数以千计的、宝贵的、幸福的宝宝、学步小孩和儿童，在学习自我安抚的能力时，都曾经历过这个艰难的过程。我们不断收到来自父母的反馈，当他们能够始终坚持自己的计划时，会因为宝宝的能力而感到骄傲和吃惊，整个家庭也会更幸福，压力更小，生活也会更平衡。

案例

宝宝一哭，妈妈就会紧张

琳赛：我就是这种期待型妈妈中的一员——认为宝宝能自己独立入睡。他白天小睡，晚上能在大床旁边的摇篮里安静地入睡。我想我永远不会让布莱克在那哭，因为我是他的妈妈，而他正需要妈妈的爱。回忆一下4个月大的宝宝，他们那个时候就能在我们的床上整晚都睡得很好。我丈夫建议使用睡眠波，但我很不乐意——我不想让我的宝贝儿子失望，不想伤害彼此之间的关系和信任，为了我们之间的感情，我一直都很努力。当宝宝接近5个月大的时候，我的睡眠开始被剥夺，自己的私人空间也没有了，于是，我才决定试试睡眠波。第一天晚上，我比他哭的时间都长，足足有5分钟。第二天晚上，他用了12分钟才入睡，而第三天晚上，他却根本就没哭！我们已经使用了三周多的睡眠波了，而他整夜都在熟睡！宝宝5个月真是一个神奇的月龄段。如今，我们是一个更幸福、更健康、休息得更好的家庭了。

没有证据证明哭（违背了爱的交流和专心的养护）对孩子有负面影响。

有关这一话题的研究表明，有组织的睡眠计划很奏效，能增强整个家庭的幸福感。幸运的是，我们发现，如果睡眠计划被认真执行，那么反复地、频繁地进房间检查宝宝仍然很起作用。

我们建议每5分钟就检查一下宝宝，这样他的眼泪就只是反抗，而不是担心、恐惧，或者是感到被抛弃了。

这既不是"让他哭个够"，也不是"依恋型养育"法。请记住，从心理学上讲，依恋的意思就是在那支持你的小宝贝，同时也鼓励他学习、发展、独立。这对培养一个快乐健康的孩子来说至关重要。当宝宝有能力安抚自己的时候，就把安抚工作交给宝宝（宝宝在这个过程中会因反抗而哭泣），这非常符合依恋理论的要求。

父母准则

这些法则是简短的、有益的、支持性的理论，它们可以告诉你该做些什么。你可以建立自己的准则或者用我们给出的如下准则：

- 我的宝宝挣扎或者有挫败感，没关系。
- 我的宝宝在反抗，因为我们正在改变一种现有模式。他对此有情绪，没关系！
- 白天我帮助宝宝睡足觉，使得他身体健康。他需要一个好的睡眠。
- 我想让宝宝的大脑和身体都能通过充足的睡眠得到所需的"营养"。
- 作为孩子的父母，回过头来我们也需要正常的睡眠，这样才能在白天更有精力、更有效地照顾宝宝。

- 我希望宝宝上床睡觉的时候充满自信。他有能力自己调整到最舒服的状态，也能自己独立入睡。

- 想象一下宝宝在睡觉，全家也都睡得很好，这一家人过得有多开心啊。

- 我想让宝宝养成健康的睡眠习惯，并让这习惯伴随他一生。

- 我想让我的宝宝的睡眠在正常轨道上发展，而不是滞后。

- 作为孩子的父母，只有我们都休息好，才能给彼此共处的时间。

- 告诉你一个法则：每次你坚持完成了5分钟检查法时，你的"银行账户"就会收入一大笔钱——你正在积累睡眠财富。如果你打破了这种模式，那么你的所有财富都将不属于你！

睡眠波是如何对会说话的宝宝起作用的

在你使用睡眠波时，婴儿和小孩的行为以及发出的声音都不同。如果你研究学步小孩的睡眠，他可能会站在婴儿床边，自言自语，用比9个月大的婴儿能掌握的更复杂的方式召唤你。虽然很难让学步小孩使用清晰的语言，但是睡眠波对所有年龄段的孩子的作用都是一样的。

宝宝如果能清晰地叫出"妈妈"或"爸爸"会格外牵动你的心弦，让你内心激动，这我们都能理解，然而这个月龄段的宝宝会用更真实的方式让你心动。他也具备这个智商，能察觉、实验并迅速信任你在检查过程中重复的可预见的行为模式。坚持使用睡眠波似乎很难，但事实上你完全不用担心，他不会有被抛弃的感觉。

如果这个月龄段的宝宝（通常是18个月或更大月龄）的语言能力足够发达，你可以尝试做做下面这些事情：

- 白天的时候，你可以向木偶或毛绒玩具复述睡觉的事情，向学步小宝宝展示现在上床睡觉是什么样子。
- 确保宝宝上床睡觉前的日常活动，和宝宝一起成长，增加一些安静的、宝宝自主的游戏，念念书，听听歌，这些都是比较有趣且容易让人平静下来的事情。
- 如果宝宝超过2岁了，我们建议你阅读下一章节的信息，下一章节主要解决大一点的孩子反抗睡觉和睡眠波的问题。

稳定性是关键

请记住，你是有节奏的、稳定的"波"。你要让宝宝知道你在那儿，这样，即便他叫得很大声，也不会觉得被抛弃、担心、害怕——你对他的回应，让他有安全感。但是也请记住，不要打破这条界限，当你进去查看安抚他的时候，哪怕只有一点点声音，也会让他很困惑，延长形成正确睡眠的过程。给他足够的空间，让他练习自己的技能，对他充满信心，他能感觉到你对他的信任。

我们一再强调这种方法的一致性，其中一个原因就是它能让父母对孩子的需求有更加全面的了解。当父母采用"温和"的方法时，会有更多的安抚作用，但宝宝往往会哭得更凶（因为他很不解）。当安抚不管用时，父母就会采用更严厉的方法或干脆不理宝宝——这些都是我们不建议做的。

宝宝要慢慢地适应这个世界，你的工作就是给他提供大量的可靠数据。

你越平静，越坚持，他就越能快速成长，信任你对他的回应模式。

案例

父母坚持同一个计划

卡蒂亚：尝试对纳迪亚使用睡眠波让我们都很紧张，但其实它是游戏规则的一种进化形式。我俩把剧本写在白板上，以确保我们能坚持下来！我们的建议是一起建立一个计划，然后一起坚持，这样才有机会让结果完全不一样，同时还能消除我的焦虑。等到纳迪亚5个月的时候，他在认知方面更加成熟，即便我们没在他身边，他也知道我们的存在。他进步很快，仅仅两三个晚上，就能很轻松地独立入睡了。

对6个月大的埃拉使用睡眠波

塔拉：初期，使用几个晚上之后，睡眠波就对埃拉起作用了。几周后，他在上床睡觉时又开始反抗。我们意识到，我丈夫科林在检查宝宝的时候待的时间太长，总是试着去帮助他，要么让他安静，要么给他挠后背，这些做法都阻碍了睡眠发展的规律。一旦他严格遵循"零安抚"法，埃拉很快就又能自己入睡了。

睡眠波不起作用的11个原因

1. 父亲或母亲做5分钟检查的时候，总是会多少做点安抚（超过了剧本上告诉你应该和宝宝说的话），例如，在房间里的时候给宝宝挠后背。这会促使宝宝继续向外寻求帮助，而不是发展自己的能力。当这种情况发生时，宝宝就不会再努力发展自己天生的安抚能力，因为寻找房间里的父母来安抚自己就已经很让他分心了。

2. 父亲或母亲在安抚宝宝的时候带着焦虑、不自信、不满、恼火——凡是你能说出的种种情绪！检查宝宝的父亲或母亲需要自信、平静、实事求是。

3. 白天的睡眠模式。宝宝在白天睡足觉很重要，因为这能改善睡眠的规则和睡眠能力。午睡在下午3：30或4：30的时候就该结束了。

4. 断奶太快。

5. 房间内温暖太高或给宝宝穿得太多。

6. 宝宝在白天需要更多的俯卧时间，这样他就能在婴儿床上自由地移动，选择能让自己舒服的睡姿。

7. 婴儿床在父母的房间里。如果宝宝和你们在同一个房间，具体做法见第六章的内容。

8. 喂奶是上床睡觉前日常习惯的最后一个环节。把喂奶时间往前提一点，读个小故事，唱唱歌或者在房间里四处走走，对房间里的每一件物品都说"晚安"，以此作为宝宝进婴儿床之前的最后一个步骤。这也能让宝宝的肚子在他被放下睡觉之前处于饱着的状态。

9. 上床睡觉和白天小睡的日常习惯不用彼此分开也不用区分月龄段。我们经常能看到一些父母放弃了小睡的日常习惯，或者在对很小的宝宝实行适合自己的上床睡觉的日常习惯。

10. 宝宝经历着身体发育的种种冲击，例如学会坐着、学会爬行、挣扎着在婴儿床里站起，大多数都是破坏性的。在这些发育的每个时段，宝宝都很兴奋，一心一意专注着练习他自己的新能力。他不断地醒来，又不愿意接着睡，这都很正常。当宝宝第一次坐起来或者挣扎着站起来时，他通常都需要你的帮助。每次检查时，你可以让他平躺。当你知道他能自己躺下了，那你就让他自己去做。

11. 父母放弃得太快，没有坚持这种模式。往往就是在这个时候你妥协了，想把刚刚能够自己独自睡着的宝宝抱起来。这是个非常关键的转折点。如果你放弃了，那么你辛苦得来的这个基础就全白费了，而且会给你的宝宝传递一种只要他闹得时间足够长，你就会把他抱起来的信息。如果你坚持下去，宝宝的大脑就会出现新的自我安抚的路径——这是一条能让他快乐舒适地独自入睡，作用于现在甚至更远的未来的路。

继续喂夜奶的时候使用睡眠波（同样适合4~5个月的宝宝）

如果你选择继续给宝宝喂夜奶，就有机会让宝宝完成自我安抚和独立入睡。对于希望继续喂夜奶（不考虑宝宝的月龄）的妈妈和5个月大准备使用睡眠波的宝宝来说，睡眠波是首选的方法。

为了实现这一目标，在宝宝上床睡觉的时候就要使用睡眠波。然后，按照常规，在宝宝起来吃奶的时候喂奶，且在他没睡的时候将他放回床上。你的宝宝可能会对此表示抗议，但是你可以用5分钟检查法对他的反应做出回应，直到他再次入睡。如果他吃奶的时候睡着了，尽量在他完全睡着之前迅速把他放回床上（尽管这次喂奶的时间比往常短）。如果宝宝已经睡着了，我们不建议重新把宝宝叫醒，父母应该尽可能地在宝宝昏昏欲睡之前捕捉机会。坚持采用这种方法，宝宝就能练习自我安抚，而不用你改变夜里喂奶的模式。坚持一两周，你的宝宝醒的次数自然而然地就会比以前少，因为他已经能熟练地进行自我安抚了。

这种方法对不足5个月的宝宝也特别有效。通常我们建议，等到宝宝5

个月大的时候再使用睡眠波，原因是这个时候的宝宝具备了自我安抚入睡的技能，他们要么旋转、活动、揉眼睛或脸，要么就前后摆动。有时很小的宝宝（4~5个月大）也具备使用睡眠波的能力，这是宝宝神经方面的技能发育得比较成熟的原因。例如，他们有着很好的运动技巧，已经不再需要襁褓包裹，且表现出了能进行自我安抚的行为，近期他们的睡眠质量有所下降，或者说父母得用越来越长的时间来让宝宝入睡。

下面是个关于很小的宝宝已经明显准备好自我安抚入睡能力的故事。这个宝宝晚上的吃奶量天生就少，但是在夜晚开始的时候，却会尽力去理解如何入睡。这是一个很好的表明每个宝宝都不同的例子。

案例

睡眠波对三个半月的宝宝所起的作用

萨拉：克拉丽莎三个半月的时候，每天上床睡觉需要的时间越来越长，我用尽一切办法也无法让她平静下来，更夸张的是，我得在蹦球上花2~3个小时，才能让她停止吵闹，慢慢入睡。令人惊奇的是，之后她开始进入到每晚睡11个小时的正常轨道，这给我的感觉就是她真的准备好自己独立入睡了。朱莉说克拉丽莎很与众不同，我们可以尝试下睡眠波，因为她一直在正常发育的轨道上，身体发育得也不错。果然，她很快就对睡眠波有了反应，不久就能独立入睡了。最重要的是她每次上床睡觉时看起来都很高兴。我有多开心就更不用说了！

醒得太早

宝宝醒得太早是最常见的也是最顽固的睡眠问题之一。婴儿和小孩都有早醒的倾向，因为不仅早晨的光容易对他们起暗示作用，生物钟也会告诉他们太阳升起，该起床了。早晨，宝宝快醒的时候，睡眠中包含的浅睡眠要比夜晚刚刚开始的时候多，而且，睡眠驱动力（详见第八章）也不如前半夜那么强。种种因素表明，宝宝在清晨更容易进入浅层睡眠，他们会焦躁不安，而不是回过头来再进入深层睡眠。尽管宝宝或学步小孩一般都在早上5：00~5：30之间醒来，但实际上他们还需要再睡一个小时。

如果你正在使用睡眠波帮助宝宝保证11个小时的睡眠时间，那么早上5点就是最艰难的时间。你的宝宝迫切地想起床开始一天的生活，他的身体向大脑发送早起的信号。在这种模式转变之前你需要坚持几周。下面这些方法将教你如何延长宝宝的起床时间。

- 让宝宝早点上床，通过这种方式让他能睡得久点。宝宝每天的起床时间大都相同，有时会稍早一些——如果你让他晚上床，他睡觉的时间就会更少。

- 令人惊讶的是，如果能让宝宝早睡30分钟，宝宝第二天早上就能更晚起床，这是因为睡得好的宝宝不容易在第二天早上早起。

- 如果宝宝在早上6点之前醒来，开始嘟嘟囔囔、烦躁不安，或自言自语，你大可让他就那样待着，不去管他。

- 如果宝宝开始哭，那你就等5分钟再使用睡眠波检查法，直到他醒来的时间变得固定。

- 早上6点，如果宝宝醒了，就走到他身边，告诉他现在是早晨了，向他问好，打开窗帘，喂他，让他知道一天的生活开始了。

这种策略为什么会有效呢？你所有的行为，包括把宝宝抱起来，喂他奶，和他说话，让他感受到太阳光或屋里的光，都是在向他发送"该醒了"的信号。如果你在早上5点半做这些，就会更改他的生物钟，让他在这个时候想吃奶，想和外界有交流。如果你在早上6点（或者上床睡觉11小时后）做这些，他的生物钟也会相应地做调整。

如果宝宝不睡了也没关系，就让他待在睡觉的地方，延迟喂奶时间以及和外界互动的时间，别让光进来，他还需要过一会儿才能到该醒的时间。

需要2~3周或者更长的时间，才能将宝宝醒来的时间调整到最佳状态，这对于很多父母来说是一个身心疲惫的过程。如果你确信宝宝早上醒来的时间会得到调整，坚持，一定会有收获。

某天早上你在5：40进入宝宝的房间，那么第二天早上他也会在那个时间醒来，或者更早（哪怕比正确的时间稍早一点也可能导致第二天早上更早醒来）。确保宝宝房间里很暗，不让阳光进来，坚持你的睡眠波计划，调整宝宝的睡眠时间的同时，最大限度地满足自己对睡眠的需求。

母乳喂养、喂奶瓶、断奶与睡眠的关系

对于夜间吃奶的问题，宝宝之间的差异比较大，出生一年后有的宝宝会慢慢减少吃夜奶的次数，有的宝宝仍旧每隔3小时就起来吃一次奶。在该不该断奶和如何选择断奶方式上，父母之间的差异也很大，有些重返工作岗位的父母希望不再喂夜奶，而有些父母则相反，他们希望宝宝自然离乳。

因为每个家庭需求的不同，所以喂夜奶没有所谓的正确方式，你也不是非得给宝宝戒掉夜奶。宝宝夜间要吃奶是再正常不过的事情了，无须遵循严格的时间表。如果你还没有为宝宝准备好有效的戒掉夜奶的方式，那么给宝宝充足的时间，让他自己慢慢成长，直至他能自己戒掉夜奶。在宝

宝还没睡的时候，就把他放下来。练习自我安抚的次数越多，宝宝吃夜奶的次数就越容易减少，现在他完全具备让自己继续睡的能力了。（可以参阅后文"如何在喂夜奶的同时使用睡眠波"的内容。）

母乳喂养对母婴的好处

对婴儿的好处

- 母乳有抗体，能改变宝宝的内在环境。母乳喂养的宝宝很少感冒，也很少患如呼吸道感染、耳部感染之类的传染病。
- 母乳喂养对宝宝的消化系统也有好处。
- 母乳喂养降低了宝宝得糖尿病的风险。有证据表明，母乳喂养的孩子在未来的人生当中也不太可能患诸如肥胖症、高胆固醇、高血压之类的疾病。母乳喂养还能降低宝宝患各种癌症的风险。
- 纯母乳喂养能降低过敏和得哮喘的风险。
- 母乳喂养能降低婴儿猝死综合征的发生风险。

对妈妈的好处

- 母乳喂养能通过释放缩宫素来减轻压力。
- 母乳喂养能降低患乳腺癌和卵巢癌的风险，而且哺乳时间越长，风险越低。
- 母乳喂养能降低骨质疏松的风险。
- 母乳喂养能促使体重减轻。
- 母乳喂养能降低新陈代谢综合征（如糖尿病，高血压，高胆固醇和心血管疾病）的发病风险。

如果你打算戒掉孩子的夜奶，那么在宝宝五六个月大以后再实施吧，因为那个时候，大多数宝宝在夜间11~12个小时的睡眠当中都不需要再进食了。（这只是一个指导方向，也有一些宝宝完全不在这个范围内。）

那么，为什么大一点的宝宝半夜仍会醒来，乐此不疲地吧唧吧唧吃奶呢？这是因为随着时间的推移，吃夜奶与其说是一种需求，还不如说是一种习惯，宝宝想吃奶不一定表示他饿了。举个例子，如果每天晚上你给我吃三明治，连续三天，每天晚上都在同一时间，那么第四个晚上，到那个时间点，我很可能就会饿醒。五六个月后的宝宝完全有能力在白天就摄取足够的能量。

给宝宝戒掉夜奶

如果宝宝每天晚上都在固定的时间吃奶，那么他的身体就会形成一到那个时候就饿了想吃东西的习惯。要慢慢戒奶。我们不建议在现有情况下"突然中断"不喂，确保宝宝不会感到饥饿、不会受干扰或不会感觉不舒服，这是最佳的、让宝宝锻炼自己的安抚能力的时机。

经过多年的实践，我们发现，平缓的戒奶方式效果最好。宝宝很少会注意到每天晚上奶量的变化，我们则很有把握，让宝宝尝试着再次入睡的时候不会感到饥饿。对乳房来说，渐进性的戒奶也是最好的一种方式（如果是母乳喂养）——能避免因需求量的陡然下降而影响奶量或阻塞奶腺。

平缓戒奶法则

下面是教你如何逐渐戒掉宝宝夜奶的方法。你在实施后续的"戒奶方法"时，可以采用这些指导方法：

如果是母乳喂养，每隔一晚喂奶时间缩短30秒。

如果是喂奶瓶，每隔一晚上减少1/2盎司奶量。

这种戒奶方式看起来似乎很费劲，但是一旦你的宝宝能很轻松地自己独立入睡（在你使用睡眠波的时候），他就会自然而然地放弃吃奶，戒奶的进程自然也就加快了。这种情况通常发生在宝宝习惯用吃奶来安抚自己的时候（而不是真的饿了）。当他们的自我安抚能力形成以后，睡眠时间就会更长，也不用再起来吃东西了。

案例

戒掉5个月大的宝宝的安抚夜奶

伊夫林：我的女儿米娅一直都是喂过后才能入睡。在前4个月，大家相处得很好，米娅的睡眠时间也越来越长，到最后，晚上能睡8~10个小时。然而，4个月以后，一切都变了，她晚上醒来的次数越来越频繁，我每次都要靠着喂奶才能让她再接着睡，大部分喂奶时间都很短，不到1分半钟。但我依然为此感到精疲力尽，同时还要担心米娅能不能睡得好。睡眠波真的很管用，因为使用它以后米娅完全能自己独立入睡了。我知道她其实并不饿，因为喂奶时间都很短。当我逐渐戒掉如此多的喂奶次数后，米娅学会了自我安抚。

戒奶指导方法

当睡眠波奏效之后，戒掉夜奶也就是顺理成章的事情了。遵循戒奶的指导方法，每次喂完奶在宝宝没睡着的时候就把他放下，如果他哭了，就每隔5分钟过来看看他。

在你开始戒夜奶之前，对你的宝宝现在夜里的喂奶模式做些记录（如果是母乳喂养，你每次喂奶的时候都可以用手机上的计时器记录下时间）。他可能每晚都会吃奶，一次到多次不等。画一个晚上的时间轴，标出他大致都在什么时候吃奶以及每次吃多少和每次多长时间（奶瓶喂了多少盎司，母乳喂养吃了多长时间）。你可以用附录的睡眠波规划来记笔记。

从5分钟以下或5盎司开始操作。换句话说，如果你的宝宝一次要吃8分钟奶，那么戒奶第一天晚上，你就可以喂到5分钟，以此类推。这是因为5个月或更大的宝宝吃5分钟或5盎司奶（如果你的宝宝习惯这个奶量，从5盎司以下开始更好）足够减缓他们的饥饿感。如果你每次喂奶都超过5分钟，那么你可以选择快一点的戒奶方式，每天晚上都减少1分钟，直到喂奶时间在5分钟以下，在这之后，就可以转向逐渐戒奶的方式了。

如果是母乳喂养，你可以在喂奶1分到1分半钟的时候停止，考虑到喂奶的量，这个奶量也不会让宝宝感到饿。如果是用奶瓶，你可以在喂1盎司的时候就停下来不喂了。正如你将要在下面关于母乳喂养和奶瓶喂养断奶方法的介绍中读到的，距离上次喂哺不足3小时根本不用喂宝宝（如果你的宝宝总是不按规律醒来，那么这种方法迟早会有用的），每次喂完奶之后，即使宝宝没睡，也要将他放下。你练习的次数越多，宝宝就越容易学会自我安抚的能力，他的睡眠也就越能够继续改善。

选择一个时间段戒掉一次奶也是不错的。如果你这样做，我们建议你戒掉最早的那次。这似乎不符合我们的直觉，因为我们的直觉都会认为应该半夜喂奶，但宝宝上床之后睡眠时间会越来越长，因此你断奶了，宝宝也会自然而然地遵照常规模式。

有些父母会选择保留一顿母乳喂养，有以下几个原因：担心妈妈的母乳量减少会导致宝宝的体重停滞不长，或者是职场妈妈想在晚上和宝宝有更多亲密接触的时间。你想戒掉哪几顿奶，就逐渐减少那几次的喂奶量，直到完全戒掉且能保证喂一次整顿的奶。如果你仍然希望保证喂一整顿奶，考虑采用"睡梦喂奶法"，这样就可以既喂了你的宝宝也不会让宝宝醒来——这就使得每天晚上你对宝宝的回应都是一致的。当你和你的宝宝做好了戒奶的准备时，就可以采用循序渐进的方法戒奶了。

断奶的实例

下面这两个例子都是用了15个晚上才彻底戒掉夜奶的（除非宝宝在其中的一次喂奶过程中自然而然就不醒了）。听起来时间似乎很长，但实际上已经够迅速了，而且，请记住，按照这种方法做下去，宝宝最终一定会独立断奶。

如果宝宝连续3天或3天以上夜里不吃奶，你可以考虑以下给宝宝断奶的方式，但是如果仅仅是一晚或两晚有这种情况，那么你还得坚持循序渐进断奶法。

母乳喂养断奶的实例

晚间喂奶时间，持续时间	第一天晚上	第三天晚上	第五天晚上	第七天晚上及以后
晚上12点，5分钟	4.5分钟	4分钟	3.5分钟	3分钟
凌晨3点，7分钟	5分钟	4.5分钟	4分钟	3.5分钟
凌晨4点，3分钟	不喂，距上次喂奶不超过3小时			

人工喂养断奶的实例

晚间喂奶时间，喂奶量	第一天晚上	第三天晚上	第五天晚上	第七天晚上及以后
晚上11点，1盎司	不喂或1盎司			
凌晨1点，6盎司	5盎司	4.5盎司	4盎司	3.5盎司
凌晨4点，3盎司	2.5盎司	2盎司	1.5盎司	1盎司

现在，针对如何断奶，有两种方法可供你选择。第一种方法是应该什么时候喂奶需要你遵循宝宝的指引（尽管喂奶量由你来控制），第二种方法是按照计划表来给宝宝断奶。

大多数父母比较喜欢第一种方法，因为这种方法能让你遵循宝宝的自然进程来断奶。他不再那么频繁地醒来，这可能让你很吃惊——如果你在宝宝真正需要你喂他之前就给他喂奶，那么你永远也不会知道这一点。有时，断奶让人感觉特别机械化，而且进程非常缓慢，但好消息是，一旦你给宝宝断奶成功，就意味着全家人的睡眠质量会得到极大的改善。

断奶方法一 ——遵循宝宝的指示

使用这种方法的好处是，如果某天晚上宝宝睡的时间比以前长，那么你不必叫醒他。你可以用这种方法遵循宝宝的睡眠进程。

- 对宝宝夜间什么时候喂奶，多久喂一次，一次喂多少，都做好记录。
- 请知悉，所有的喂奶时间应在1~1.5分钟以上或喂奶量为1盎司，每两次喂奶间隔都要在3小时以上。看一看上面的例子，制定好你自己的断奶时间轴。

- 如果宝宝醒了，且距离上次喂奶至少有3小时了，那么走进房间，抱起他，按照断奶时间表来喂他。

- 如果某天晚上，宝宝的某一次喂奶时间有所减少，那么请轻轻地把他的嘴从奶头上移下来。

- 宝宝还醒着的时候就直接把他放下。说你哄他睡觉时说的那些话，然后走出房间。如果他哭了，就采用睡眠波中的5分钟检查法来对他的哭声做出回应。

- 如果宝宝睡不到3小时就醒了，你可以采用睡眠波中的5分钟检查法来回应他，直到他自己独自入睡。如果接近3小时，比如说2.5个小时，走近他，喂他，会是个不错的想法。请记住，尽管你是通过这种喂养方式断奶的，但是尽量不要让宝宝饿着肚子再次入睡。只要你坚持断奶的指导方法，这种喂养方式不久后就会成为过去时。

断奶方法二 ——遵守时间表

采用睡梦喂养理念——需要你在该给宝宝喂奶之前醒来，按照断奶时间表给宝宝喂奶。这种方法对于那些喂奶时间很规律的宝宝来说，效果最好，它会打破宝宝因饥饿而醒来的循环，同时让你用喂奶来对他做出回应。

- 夜里，对宝宝何时吃奶，一次吃多长时间，一次吃多少都做好记录。

- 对一次吃奶时间超过1~1.5分钟或一次吃奶量超过1盎司，以及两次吃奶时间间隔在3小时以上的情形做好记录。看看上面这些例子，制作适合自己宝宝的断奶时间表。

- 一旦你按照制定好的时间表来给宝宝喂奶，你就需要在宝宝平时吃奶前一小时定好闹钟。

- 轻轻地抱起宝宝，按照逐步断奶的方法来给他喂奶。

- 如果宝宝在你计划喂他之前就醒了，且距离上一次喂奶间隔不到两个半小时，那么就用睡眠波中的5分钟检查法来回应他。你大可以放心，他这个时候根本没饿。但是，如果他哭了30分钟还没停下，那就过去喂他吧，因为这个时候他可能真饿了。

- 如果宝宝在你计划喂他之前就醒了，且距离上一次喂奶间隔已经到了3个小时，那么请走过去喂他。在喂奶方面宁愿打破既定规律，也要尽量避免让宝宝饿着肚子再睡过去。在那个时候还不去喂宝宝反而对宝宝不好，而且这也和我们的方法背道而驰。一旦宝宝能独立入睡，断奶也就变得相对容易了。

- 在宝宝没睡着的时候就把他放回婴儿车里，如果你觉得有必要，那么就请采用5分钟检查法。

在睡梦中喂奶

如果你想固定夜里的喂奶时间（可能是奶水太多的原因，也可能是你觉得宝宝不吃点奶就不能够睡足11个小时），可以在睡觉之前喂宝宝。喂这次奶需要做到下面这点，在宝宝睡觉的时候轻轻地走进他的房间，不开灯，在黑暗中轻轻地把他抱起来，喂他，然后再把他放回到婴儿床上。对于一些宝宝来说，重复几个晚上，他们就能适应不在睡觉时吃奶，但是对于大多数宝宝来说，他们还是很黏人的，依旧要吃奶。

一些妈妈很喜欢在宝宝睡梦中喂奶，因为他们觉得在睡觉之前喂宝宝比吸出来喂要好，而且对职场妈妈来说，这也是难得的和宝宝共处的特殊时光。

重新开始吃奶，生病，不在家

如果宝宝生病了或者你不在家，将会怎样，你已经开始断奶了，再让他吃奶吗？一般来说，如果你只是在某段时间连续喂了一两个晚上，那你就不必重新开始断奶——当宝宝病好了之后或者你已经到家了，使用5分钟检查法就行。如果你已经连续喂了3次或更多次，那么最好还是回归到逐步断奶的日程上来，因为宝宝的身体已经习惯你的这种喂养方式了。

保持母乳量

如果你决定戒掉夜奶，那么考虑下你的母乳量是很重要的。夜里长时间不喂奶会导致母乳总量减少，因此许多喂母乳的妈妈在他们逐渐断奶的过程中，会在睡觉之前把奶吸出来。这样，一旦戒掉了夜奶，大多数妈妈依旧可以睡7~8个小时，而不用起来喂奶或吸奶。如果你觉得你的母乳量不多，你可能想吸两次奶，一次是在你睡觉的时候，另一次是在半夜再起来的时候，以此来保证母乳量。如果你是这种情况，向哺乳顾问寻求全方位的支持是很重要的。

进食与睡眠关系的谬论

父母都认为孩子在睡觉之前吃得饱，晚上就一定会睡得好，让他们改变这种想法很困难，因为他们已经习惯性地认为在新生儿的世界里，夜晚毫无疑问是需要喂哺的。问题是宝宝大一点之后，父母仍然会在夜里喂宝宝，希望能让宝宝睡得更好，这就不可取了。但是，对于大点儿的宝宝来说，睡前摄入热量的多少与睡眠时间之间的关系就没有那么明显了。(这就是为什么研究发现睡前给宝宝吃固体食物或者营养米粉对改善宝宝的睡眠并没有帮助。)到了宝宝5个月或更大一点的时候,情况恰恰相反:睡前或夜里喝太多牛奶会让宝宝很活跃,他们的消化系统被唤醒,宝宝一次又一次地产生尿意,尿布都湿了一大片。从这个年龄段开始就要将宝宝当成是和自己一样的大人看待了。如果你在睡前喝了很多水或饮料,你的身体也会整晚觉得不舒服!

睡前吃固体食物与睡眠的关系

有很多方法能让宝宝开始喜欢吃固体食物。研究表明,健康的身体得益于长期坚持多吃蔬菜和不含糖的食物,少吃水果,少喝果汁,同时,还要避免在食物面前鼓励或刺激宝宝,一旦他感觉到你有让他吃东西的意图,他可能干脆就不吃了。你所能做的就是给他准备好健康的食物——至于他吃多少那是他自己的事情。对宝宝来说,最初吃固体食物的几个月里是一种探索,他会逐渐开始分辨不同食物的味道、气味和材质。吃多少远没有吃得丰富让宝宝高兴。如果你表现的是对吃饭很感兴趣,那么你的宝宝也会有这种感觉。

下面是需要记住的、关于固体食物与睡眠关系的几件事情:

• 早上给宝宝准备一份没吃过的食物,以便于你观察宝宝对新食物的反应,也能让宝宝在睡觉前有时间消化所吃的食物。

• 在宝宝八个月左右大的时候,固体食物从每天一餐变成每天三餐(可能你会觉得每天的工作就是喂宝宝吃饭,哄宝宝睡觉)。最好保证宝宝白天和晚上的睡觉时间固定，尽量在他没睡觉的时候喂他吃饭。为了保证一切都有规律，有时可能需要在睡觉间隙给宝宝吃点小点心或简单吃点午饭。

- 这个时候尤其要记得，白天和晚上睡觉前一段时间内不要喂宝宝牛奶（如果宝宝已经做好准备了，那么就彻底戒掉睡觉前的这顿奶），这样宝宝就不会将睡觉和进食联系起来了。

午睡

午睡对你和宝宝来说都是一件美妙而又放松的事情。对宝宝而言，午睡能让他的大脑和身体更有精神（他在"睡眠驱动力"的作用下，在想睡觉前的一段时间，身体和大脑会格外清醒）。婴儿和学步小宝宝白天仍然需要睡很多觉，一旦错过了最佳入睡时间，他们就会感到过度劳累，极易发怒，学习和反应的能力也会下降。同时宝宝的小睡也能让你有空洗个澡，吃点东西，做做工作，甚至你自己也可以睡上一觉。

宝宝睡眠发展简表

5个月	睡3小觉（如果婴儿特别困，他甚至有可能一天睡4小觉）
9个月	睡2小觉
15到20个月	睡1小觉
3岁半到5岁	这个年龄段的孩子大部分都不睡小觉

小睡所处的环境与睡眠之间的关系

还记得宝宝在喧闹的咖啡店里依旧睡得很好的时候吗？除了刚生下来最初的那几个月，宝宝通常是不会进入深度睡眠的，或者说他睡不了多长时间。或许只有在安静的、没有光的、舒服的房间里，在自己熟悉的床上，宝宝才能睡得踏实。

正如晚上睡觉一样，小睡最好发生在宝宝能进行自我安抚，或者在自己的婴儿床里的时候。如果宝宝还不能进行自我安抚，他小睡的次数可能会减少，小睡的时间也会变短，这是因为当宝宝处于睡眠阶段或进入轻度睡眠时，他会翻滚，完全醒来，无法再回到深度睡眠。对婴儿或刚学步的小宝宝来说，如果他不能自我安抚，很有可能是因为他对小睡有抵触情绪，依赖你，或者是入睡的方式很特别。

如果养成这种习惯，那么每次他睡觉你可能都得抱抱他，摇晃摇晃，走来走去，或者干脆就是一直抱着。刚开始几次没什么（你或许很享受和宝宝躺下来小睡一会儿，或者在每天宝宝小睡的时候出去走走的时光），但是通常情况下，久而久之，父母就开始对这些习惯感到力不从心了，而且宝宝小睡也变得越来越困难。

正确评估对宝宝小睡有不利影响的睡眠环境。对宝宝小睡最不利的常见环境包括：宝宝在移动的婴儿车或汽车里，有父母陪伴，给宝宝进食，或者是摇晃宝宝，让他入睡。最好的睡眠方式应该是在宝宝处于安静清醒的状态下就把他放到他的婴儿床上或者是他固定睡觉的地方，以便于他能抓着自己的小被子滚来滚去，自言自语，一会儿就昏昏欲睡了。

小睡检查表

尽可能多地回顾一下这些健康的睡眠习惯，这些方法同样也适用于白天睡觉。例如：

- 小睡的规律。白天睡觉也要和晚上睡觉一样有规律。例如，可以把灯光调暗，隔绝阳光，给宝宝喂奶或喂别的食物，读一本小书，打开白噪音，在房间里走来走去，对他的玩具们不断地说"晚安"，唱一首歌，一边把他放进婴儿床里，一边说"该睡觉了，妈妈就在外面，我爱你"然后走出房间。

- 过渡对象。既然宝宝现在已经能独立安抚自己入睡了，那么一个小玩偶会让他感到更舒服，也是他在晚上和白天睡觉的强有力的工具。

- 慢下来。你的情绪对宝宝是否能安静入睡起着至关重要的作用。如果你着急，没有耐心等他安静下来，反而会让他的大脑更兴奋。先把你自己调整到放松模式。当你在按照他的日常规律行事时，降低你的音量，慢慢地、小心地走进他的房间，用微小的、安静的方式向宝宝传达睡觉的信息，静静地等他的反应会是一件令人惊奇的事情。

在小睡的时间段利用睡眠波

你可以在宝宝小睡的时候利用睡眠波法。下面的几点需要额外说明一下：

- 训练宝宝独立入睡最快的方法就是使用睡眠波，晚间入睡和白天小睡都如此，这样他就能找到自己独立连续入睡的方式了。

- 把宝宝放下来小睡，如果在你做了5分钟检查工作之后，他还是继续哭了30~45分钟，没有任何进展，那么就走进房间直接对他说"好吧，午睡时间结束了"，然后把他抱起来。大约45分钟后再试一次。

- 如果宝宝的睡觉时间很短（20~45分钟），醒来后还哭，那么就等一会儿再进去抱他。小睡醒来之后再让宝宝自己睡去似乎是不太可能的，因为他的睡眠驱动力完全消失了，他也没那么困了。

- 如果宝宝睡了不一会儿就醒了，但是没有表现出不高兴，那么就让他躺在那儿，别去管他，直到他表示不高兴了再过去哄他。这样有助于帮他改善小睡的状况。有时宝宝醒来时很开心，而且会自己和自己说话，这时候千万要忍住，不要立刻奔到他的身边。记住，培养宝宝自我安抚的意识对宝宝内在调节能力至关重要。当他咿咿呀呀的声音完全变成在召唤你了，再过去抱他，这是培养协调反应能力的好时机。

- 你可能会发觉有这么一段日子——宝宝在白天根本就没小睡。如果宝宝过度疲劳，情绪易出现波动，你就要尽快让他入睡，可以把他放在手推车或婴儿车里。如果你像往常一样在他的卧室里来回摇晃他，或者给他喂奶让他入睡，那么你就会让他的睡眠依赖关系不断加强，让他感到困惑，这样可能延长宝宝独立入睡的进程。

如果你使用睡眠波，大部分宝宝的小睡时间都会延长——许多宝宝在白天用了睡眠波之后，晚上到了上床睡觉的时间，也能很容易入睡，但是小睡仍然会有困难，或者小睡的时间特别短，而且这种情况会持续好几周。即使这样也没关系——毕竟宝宝晚上的睡眠时间充足是最重要的。坚持下去，总有一天，宝宝会睡得很好。也许就在你准备放弃的时候，你就看到了这段时间的坚持所取得的成效。

小睡的时间安排

对于小一点的宝宝（月龄在5~6个月），他们正在逐步建立起规律的小睡模式，我们建议采用"睡醒时间跨度法"来判断宝宝在白天什么时间应该睡觉。当宝宝到了7个月或者更大一点，你就可以根据白天的时间来给宝宝建立固定的小睡时间表了。当然，年龄只是一个参考。宝宝自己能独立入睡且每次睡眠时间都在1小时以上，说明他正在准备进入到白天固定的睡眠进程中。

多久醒一次为最佳频率

5~6个月	1.5~2.5小时（有时会3小时醒一次）
9个月	3~3.5小时
15~20个月	4~5小时（取决于一次的睡眠时长）

5~6个月大的宝宝——采用清醒时间跨度法

对于这个月龄段的宝宝，你可以采用清醒时间跨度法来了解宝宝在什么时候应该睡觉。为了能执行清醒时间跨度法，你要对宝宝什么时间睡醒做好记录（要完整记录一天的，每次睡醒之后都要记录下来），通过这种方法计算出宝宝下一觉是在什么时候。一天当中，第一个清醒跨度（在宝宝睡醒之后）通常是最短的（通常不超过90分钟）。在第一个清醒时间跨度中，当宝宝已经醒了75分钟左右时，开始对宝宝实行小睡计划，这样你就能在宝宝清醒90分钟时，把他放在他的床上让他入睡。随着宝宝逐渐长大，你可能会发现宝宝清醒的时间越来越长。晚上睡觉之前，也就是一天当中最后一个时间跨度最长的清醒时间，有时清醒时间在2.5~3个小时，当然这也会因宝宝而异。

例如，你家的宝宝可能在早上6点醒来，然后在7点半又睡着了，睡了2个小时，睡醒大约两个半小时之后又准备睡了。以此类推，可能在晚上上床睡觉之前又醒了2.5~3个小时。坚持让宝宝一整天不断地睡觉，最后一觉不要晚于下午4~5点，这样才能让宝宝在晚上7点准时上床睡觉。

6~7个月及学步的宝宝——采用时刻法

随着宝宝的不断成长，他清醒的时间会越来越长，而且他白天的睡眠次数会由3~4次，逐步减少到2次，最后变成1次。参考后文中的睡眠习惯实例，看一看在这一进程当中，你的宝宝是在哪个时间段入睡的。你宝宝特有的睡眠习惯取决于他早上什么时候醒和他睡眠时间的长短。很多时候，你会观察到这一年龄段的宝宝很自然地就能进入常规"时刻"睡眠计划状态当中。

对于6~7个月大的宝宝来说，如果你在早上8点就把他放在床上，他可能仅睡30分钟，却不得不清醒长达3个小时，才能睡下一次你安排他应该睡的觉。这也没关系——宝宝的生物钟会进行自我调节，只要你坚持你的睡眠安排，宝宝的睡眠时间会越来越长。在这个调整期内，对睡眠时间稍做调整也是可以的。可能一次睡眠的时间要比另一次睡眠的时间短（例如，对于一个9个月大的宝宝来说，上午会睡2小时的觉，下午却只睡45分钟）。当宝宝长到7~9个月大的时候，他白天的最后一觉很可能是在下午3：30或4：00之前，这样就能保证他晚上在7点钟上床睡觉。

小睡的时间安排实例

从出生到6个月

（利用醒着的时间）

6到9个月大（睡3觉）

	实例1	实例2
就寝时间	晚7：00	晚7：30
觉醒时间	早6：00	早6：30
第一觉时间	早7：00	早8：30
第二觉时间	中午12：00	中午12：30
第三觉时间	下午3：00	下午3：30

9个月到15~20个月大（睡2觉）

	实例1	实例2
就寝时间	晚7：00	晚7：30
觉醒时间	早6：00	早6：30
第一觉时间	早9：00	早9：30
第二觉时间	下午2：00	下午2：30

15~20个月到2~3岁（睡1觉）

	实例1	实例2
就寝时间	下午7：00	下午7：30
觉醒时间	早6：00	早6：30
第一觉时间	上午11：30	中午12：30

3到5岁（睡1觉）

	实例1	实例2
就寝时间	晚7：00	晚7：30
觉醒时间	早6：00	早7：00
第一觉时间	中午12：30	下午1：00

睡眠时间安排的过渡期（三觉→两觉→一觉）

当宝宝从每天的三觉过渡到两觉，最后变成只睡一觉时，会比以往更粘人，更容易有情绪，或者在固定睡觉的那个时段没精神，这都很正常，因为宝宝的身体正在适应新的睡眠习惯。晚上睡觉时，你可以稍微早一点把宝宝放在床上，比如6:45就上床，一两周之后，宝宝就调整过来了。

如何知道宝宝什么时候准备好由睡三觉变成睡两觉：

• 宝宝9个月左右。

• 睡眠时间大幅增加，至少在1小时或更长。

• 宝宝连续一周到两周不睡第三觉了。

• 白天的第三觉开始和晚上的睡觉时间起冲突了。

• 白天的第一觉开始延后了。

注意：当宝宝转变成一天两觉的时候，大多数宝宝的睡觉时间是在上午9点和下午2点。

如何知道宝宝什么时候准备由睡两觉变成睡一觉：

• 宝宝月龄在15~20个月。

• 白天的第一觉延后或者干脆就不睡第一觉了。

• 白天的第一觉时间很长，经常第二觉不睡了，或者宝宝连续一两周都很抗拒睡第二觉。

当宝宝准备切换到每天一觉的模式时，你就要考虑固定他白天的睡眠习惯了，他一天睡的这一觉，很可能比睡两觉时的任何一觉时间都长，但是没有两觉加起来的时间长。这是一个循序渐进的过程，需要几周时间。在这个过渡时期，宝宝的身体在做调整，有时，一天睡两觉，有时一天就睡一觉。当他一天睡一觉的时候，如果看起来很疲劳，你就可以把晚上睡觉的时间提前30分钟或更长一点儿。

当首次调整到一天睡一觉的时候，大多数宝宝在11：30到12：00左右就开始困了。当然，随着他们的不断成长，睡觉的时间往往会延后，大多数会在中午12：30或下午1点左右。

当你的宝宝转换到一天睡一觉的时候，要保证让宝宝在早上多呼吸新鲜空气，并做些晨练。中午给他点儿小点心或者简单吃个午餐，活动15~20分钟，他就会有困意。坚持每天都这么做，相信你的宝宝会调整过来的。白天睡觉之前和晚上睡觉之前的1小时左右，宝宝可能会显得有点烦躁或看起来有点疲惫。几周之后，他的身体就会适应他的新睡眠模式了。

不要过早减少宝宝白天的小睡次数

大部分父母最容易犯的一个错误就是，直接减少了宝宝白天的睡眠次数。很多时候，你的宝宝似乎在很早的时候就不怎么在白天睡觉了，远比我们上面提到的时间要早。我们称之为暂时性"睡眠罢工"，这通常是由于宝宝随着不断的成长，对各种事物都感到新奇，或家里的环境造成的（比如家里来了客人）。没关系，让他自由活动，直到他能明确地表现出来准备好要睡一觉了为止。但是，要注意最好不要让他的第二觉超过下午3：30，这是为了保证他晚上7点能够上床睡觉。如果他的第二觉睡到下午3：30还没起来，建议你轻轻地叫醒他。如果他总是睡到下午3：30，那么就让他白天早点睡觉，这样你就不用叫醒他了。

案例

保持白天的第二觉

艾米莉：德温11个月大时，我差一点就相信他准备好由睡两觉变成睡一觉了，因为整整一周多他根本没有睡第二觉。他开始翻来覆去，他在自己的小床里很兴奋地练习一些动作，根本不睡觉。于是我听从了专家的建议，继续坚持下去，继续在往常他睡觉的时间把他放在床上，因为到了第八天或第九天时，就像之前什么也没发生过一样，他又开始睡第二觉了！他只不过是开了一段时间小差而已。

大多数宝宝至少要在3岁以后才开始不需要在白天睡觉。如果你的宝宝在该睡觉的时候，还在婴儿车里坐着，或者滚来滚去，自言自语，也不要以为他白天就彻底不睡觉了。保持原来的睡眠节奏，他很快就会回归。即使宝宝连续一周白天都不睡觉，也要每天坚持在同一时间（如有必要，请用睡眠波法）把他放在床上，把他上床睡觉的时间稍微提前一点，直到他重新恢复白天睡觉的习惯为止。

常见问题解惑

我用睡眠波，但我的宝宝仍然在哭，我该怎么做？

回顾一下睡眠波不管用的11个原因。最常见的原因有以下两点：

1. 父母过来检查时过多地安抚宝宝，而不是完全执行5分钟检查法。

2. 父母对执行睡眠计划不够自信（过于焦虑、不自信，或者表现出挫败感）。

很多时候我们认为这才是主要原因。一旦没有按照标准执行，宝宝的睡眠波就会呈现出倒退的趋势。

我5分钟之后进房间查看时，宝宝会变得异常烦躁，我可以不进去查看了吗？

我们知道宝宝烦躁会让你很沮丧，但是你仍然要坚持每5分钟进去看一下。宝宝这时候哭泣、烦躁，其实是他在对所发生的变化进行抗议，他还没有对新模式建立起信任感。在这种进退两难的关键时期，你更要坚持你的计划。坚持的确很难，但是确实能扭转这个困难局面。

通过"5分钟检查法"，宝宝就不会想知道你在哪儿，或者担心你为什么不回应他了。有规律性地、重复地一次又一次看他，能让他对你产生信任感，让他安心，这样就能够让他放松自己，哄自己入睡。

宝宝夜里突然哭了，我要不要去安抚他？

可以十分肯定地说：你可以去安抚他！通常来讲，如果宝宝整晚一直都睡得很好，只是偶尔突然醒来，你可以先听一听再说。这取决于他是简单地嘟囔，还是在竭力想恢复舒服的状态，或者是说他确实是在叫你。如果是在叫你，那么就去到他的身边吧，用阶梯安抚法（第三章）安抚他。换句话说，也就是不要立刻把他抱起来，如果有需要，给他换换尿布，然后观察一会儿。

我们一旦建立起良好的睡眠习惯，宝宝就能整夜都睡得很好，但是也难免偶尔会在夜里发出呼唤声。不要害怕宝宝的这些呼唤声！一定要仔细听一听，再决定怎么去做。第二天晚上，如果宝宝还在前一天晚上的同一时间醒来，你就可以判断出这是一种模式，他是出于习惯而醒来找你。在这种情况下，你可以采用5分钟检查法。

在使用睡眠波的进程中，我把宝宝抱起来了，是否破坏了进程？

听到宝宝哭会让你不好受，如果你直接冲进宝宝的卧室，把宝宝抱起来，我们当然能理解你的这种做法。但这确实会打破睡眠波，这样做了后你会发现，下一次当你把宝宝放下来的时候，他哭的时间会比上一次更长。要知道宝宝可是一位小科学家，他总是在收集各种数据。当然，如果你觉得宝宝发热了、做噩梦了，或者出现诸如此类的情况时，还是要立刻来到他的身边。

如果宝宝在我的房间里，我可以采用睡眠波法吗？

是的，你可以，但是如果宝宝是在你房间，睡眠波实施起来会比较困难，因为有你在，宝宝就会很活跃。详见第六章"特殊情况"。

采用睡眠波法收效显著，但是宝宝几乎每次上床睡觉前都要哭上几分钟。我该怎么办？

哭泣更能增强不舒服或不安的表达效果，这也是一种释放压力的方式。有些宝宝需要哭上一小会儿，让积聚的压力释放出来，这没什么不好的。你可以把小睡时间或者晚上上床睡觉的时间提前一点，以免因过度劳累干扰宝宝的入睡。你也可以检查一下宝宝的房间，看看室内的环境是否能保证安静的睡眠：是否太冷或太热，有没有噪音，等等。如果以上都做到了，宝宝的入睡也就不会那么费劲了。

夜里是否需要安抚奶嘴？

如果宝宝在夜里自己能独立把奶嘴插上，那么就不应该打扰他睡觉。你可以在婴儿床上多放几个安抚奶嘴，这样宝宝在夜里就不会来回找自己的安抚奶嘴了。但是，如果宝宝在夜里不能自己独立地把安抚奶嘴插上去，那么在采用睡眠波之前你就要把安抚奶嘴给取走。

在采用睡眠波的过程中，宝宝哭得精疲力尽，我该怎么做？

如果你怀疑宝宝已经精疲力尽了，还一直在哭，你可以走进去看一看，把灯光调暗，再改变他的姿势（如果你能在婴儿床上改变宝宝的坐姿最好，如果需要把他抱起来调换，也可以）。他可能会因为你打破常规而感到困惑，但是一旦他不哭了，你就可以继续你的5分钟检查法了。

采用睡眠波的前三个晚上，我的宝宝一晚比一晚睡得快，但是到了第四个晚上，他又回到了最初的状态，频繁地醒来，用很长一段时间才能再次入睡。我该怎么办？请帮帮我！

这真是令人沮丧的事情，但是不要过于担心，因为这是再正常不过的事情了，而且终究会过去。有一种现象叫作"消弱突现"——旧有的行为习惯（那些我们一直在尝试不让它们继续的行为）在最后时刻又突然出现了。不要被这种情况击败，对你的宝宝来说，他需要的是你的坚持和始终如一，然后你就会看到宝宝又重新回到了你希望的状态。

宝宝的睡眠又倒退了，我该怎么办？

采用睡眠波最普遍的事情之一就是，父母总是很煎熬。我们已经不记得前来咨询睡眠问题的父母有多少种困扰了。他们说的最多的是："几个月以前，我让别人帮助宝宝入睡，很奏效，但是现在换作我来管他之后，他又开始反复醒了。"

婴儿和小孩们(实际上所有的人都是)总有那么几段时间会睡得不太好。有时候，我们知道他们睡得不好的原因，比如生病了身体不舒服，正处于长身体的高峰期，做噩梦了，正处于出牙期，或者是出门在外，有时候我们并不能清楚地知道原因。婴儿一直在变化，我们不能强求他们始终处于同一种睡眠状态。

我们在研究中发现，很多父母描述的宝宝睡眠倒退回去了，其实是由于他们的身体"急剧发育"引发的，而不是宝宝睡眠本身的倒退。有一些父母因为担心营养不足，会在半夜给宝宝增加喂哺，其实是没有必要的。请记住，绝大部分5个月以上的宝宝白天所摄取的营养足够他们的身体所需。人们通常很自然地以为宝宝夜间醒来就是因为饿了，其实不然，宝宝夜间醒来往往是因为他们身体发育得太快，这会让宝宝的身体处于一种活跃状态。

时刻都要把睡眠波"揣在你的口袋里"，这样你就可以随时随地用它了，而且能让你很自觉地坚持。在你第二次、第三次，甚至仅仅是第四次用睡眠波的时候，宝宝就能很快适应，迅速放松下来，知道你就在他附近，一会儿就会过来安抚他。

为什么我们一直都睡得比较好，但是感觉还是没那么好？

当整个家庭的睡眠都开始改善的时候，感觉会比较好，但是并不会那么快就变得很好，这很正常，甚至有一段时间你仍然会感到昏昏欲睡，情绪不佳。因为之前睡眠不足，精力不会一下子就恢复上来，这需要有一个过程。

想象一下，就如同剥洋葱一样，一层一层地往下剥，而你的疲劳状态是在最深的一层，得慢慢治愈。这听起来令人不那么开心，但是时间会解决这个问题，最终你会睡得很安稳。

我的宝宝在婴儿床上动来动去，有时候还会坐起来或者站起来，我该怎么办？

当宝宝能自己寻找睡眠姿势时，对睡眠来说是一件好事，因为他能自己找到舒适的睡眠姿势和安抚方式。但是，任何一项身体的新技能都会暂时地干扰睡眠过程。宝宝现在很兴奋，白天黑夜都在练习自己的技能，但是他不知道怎样才能避开他不喜欢的姿势。如果宝宝坐着、爬着，或者站起来，请在你每一次5分钟检查的时候温柔地引导他回到他最喜欢的睡姿。你可以拿你自己的身体做示范，向他展示如何回到自己喜欢的睡姿，直到他能自己完成。即使他一下子又坐下或站起来，都没关系，你每次进去都要引导他回到最喜欢的睡姿。

如果他知道如何拉婴儿床的扶手站起来，但是不知道怎么回去，你可以轻轻地把他的小手从婴儿床的扶手上拿掉，让他的膝盖弯曲，引导他重新回到他最喜欢的躺卧姿势。你要向他展示如何去做，最终能让他独立操作，而不是一把把他抱过来放躺下。不管宝宝是坐着，还是手拉扶手，双膝弯曲，或是站着，一旦你发觉宝宝能自己躺下去，而且也有意识要开始这么做了，你就不需要再引导他如何去做了。

如果宝宝能爬出婴儿床了，我该怎么办？

如果宝宝还不到2岁，就开始往婴儿床外面爬了，那么你要确保床垫调到最低，而且晚上你要在婴儿床附近的地面多放些垫子，以防他摔出来。如果无论你做了多少防护措施，宝宝仍然能从婴儿床里爬出来，那么出于安全考虑，你还是把他转移到学步小孩的床上吧。

> **案例**
>
> 朱莉：通常我们不太喜欢睡袋，因为睡袋会让宝宝不自由，让他们无法在婴儿床上翻来翻去。但是，我们看到有些父母会把2岁大的宝宝放在睡袋里，用来防止他从婴儿床里爬出去。这种做法真的很英明！

我的宝宝是不是得了分离焦虑症？

你可能会担心宝宝因为和你分开自己单独睡而感到焦虑，是的，婴儿和学步的小孩儿都会经受一段分离焦虑的困扰期，这是宝宝成长过程中必然会遇到的问题，当然这也取决于宝宝的性格。我们要清楚，宝宝不愿意和我们分开是正常的。但如果你一直坚持分开，他自己内心也就会意识到，他最重要的人都在他身边，他自己在他舒适的小床里睡觉也没有问题，而你总是会在早上向他问好。这会让他不再感到焦虑。

我的宝宝总把他喜欢的小玩具和娃娃们从婴儿床上扔下去，我该怎么办？

宝宝会认为，如果把他的宝贝玩具扔下床，你就会回来把它捡起来。所以当你把它还给宝宝，正要转身离开时，宝宝会再次把它们扔到地上。

你可以这样做：起初几次，你走进房间捡起玩具，送还给他。你第一次这样做的时候可以和他说："到睡觉的时间了。"然后你就走出房间。接下来的几次，你就什么也不用和他说了，捡完后都迅速离开，宝宝也就觉得没什么意思，不会再扔了。

第五章

幼儿园和学龄前宝宝

（2~6岁）

良好的睡眠习惯

宝宝的睡眠

宝宝是很神奇的生命体，他们有着超常的语言能力，惊人的认知能力，以及鲜明的个性特征。他们能够独自探索和验证这个世界。

当谈到睡觉的问题时，我们很容易就能发现，这些超强的技能有时会变成一种挑战，这种挑战很新颖也很微妙。小孩子天生就是谈判高手——他们会迅速地尝试各种狡猾的伎俩，以此来拖延晚上上床睡觉的时间以及白天午睡的时间——他们的认知力和想象力会引发分离焦虑，会害怕黑暗，甚至做噩梦。

在这种情况下，即使一向很容易入睡的宝宝，这时候也有可能白天不睡觉，晚上到了该上床睡觉的时间，也翻来覆去地不睡，一遍一遍地喊你，甚至会大半夜走到你门口跟你打招呼。

在这一章节，我们将帮你解决这些常见的睡眠问题。

幼儿和儿童睡觉时面对的最典型的挑战有以下这些：

• 排斥睡觉；

• 晚上入睡或者是半夜醒来之后再次入睡均需要父母一方陪伴才能做到；

• 入睡以后起床；

• 醒得太早；

• 白天不爱小睡，或者需要特殊的睡眠环境才能入睡，例如，坐在手推车里睡觉；

• 白天过早地放弃午睡；

• 噩梦和夜惊。

要记住你的小宝宝到现在仍需要大量的睡眠！

总的睡眠时间也包括白天小睡的时间，大多数孩子3~5岁以前都需要小睡。小宝宝通常都起得特别早，那么让宝宝晚上早点上床睡觉就显得非常有必要了。对于那些需要早起去托儿所、幼儿园或小学的孩子来说，晚上7点半上床睡觉能最大限度地满足孩子睡整夜觉的需求。如果宝宝不爱上床睡觉，早睡也很困难，我们会在本章节后面的部分给出解决方案。

就寝时间和睡眠的关系

如果你读过第三、四章，就不会对就寝时间和睡眠关系（行为方式、安抚方法以及与孩子睡眠有关的环境因素）的阐释说明感到陌生，也就能明白，一种适合孩子的入睡方式有多么重要。在此，我们先来回顾一下这些信息，因为对稍大一点的孩子来说，阐释的内容稍有不同。

孩子的入睡方式在很大程度上决定了孩子整夜的睡眠质量。这是因为对所有的孩子来说，夜里睡眠过程中，都会有不同程度的活动和醒来，宝宝甚至会在睡眠阶段和浅层睡眠之间来回转换。如果发生了这样的情况，他要么来回翻身，把他的小被子往上拉一拉，抱一抱他压在胳膊下面的小玩偶，然后接着睡，要么就是起来喊你帮忙。

- 如果宝宝在该睡觉的时候自己独立入睡，半夜醒来也不用你的帮助就能再次入睡，那么他已经具备了自己独特的自我安抚能力，能够在睡觉的时候保持自信，半夜偶尔醒来也是如此。
- 如果宝宝上床睡觉的时候需要你的陪伴才能入睡，或者夜里醒来只有喊你帮忙才能再次入睡，他肯定不是"睡觉困难户"，只是还没有训练好自我安抚入睡的能力而已。

孩子得不到帮助晚上就睡不好的原因有很多，最主要的一个原因是，他们夜里醒来时的睡眠关系和刚入睡时不同（甚至很微小的不同，也会对他们产生影响）。

下面这个例子讲述的是一个每天晚上要醒1~2次的3岁宝宝：

就寝时间：

- 爸爸或妈妈躺在他的床上，直到他入睡或就快要睡着了才离开。
- 门厅的灯还没有关掉。
- 按照宝宝的要求，给他水喝。
- 在宝宝入睡前，爸爸或妈妈一次又一次地给他盖被子。

但是在夜里：

- 他醒来时发现自己一个人在床上。
- 所有的灯都关掉了。
- 水杯放在离床很远的桌子上。
- 他不会自己盖被子。

国家睡眠基金会的一项调查结果显示，睡着后再往床上放的婴儿和幼儿与还没睡就放在床上的宝宝相比，前者每晚醒来的次数几乎是后者的3倍，前者每晚至少需要2次帮助，后者却并不需要。

对于宝宝的睡眠，我们需要关注的首要问题就是宝宝上床睡觉的具体环境，这可能意味着你要做些小小的改变，或者练习一些宝宝知道并且在夜里会做的一些事情。例如，在宝宝旁边放一个吸饮杯，这样宝宝想喝水的时候就能顺利拿到。而且白天也要多多练习，帮助宝宝练习自己拉开被子，然后再盖上。任何宝宝在夜里不能独立完成的事情或因素，都不要出现在宝宝周围。

对宝宝睡眠有益和无益的睡眠关系

无益的睡眠关系	有益的睡眠关系
妈妈或爸爸陪伴	唱儿歌，吻别道晚安，离开房间
喊父母要喝水	在婴儿床边放一个吸饮杯
喊父母帮忙把被子盖好	自己能独立把被子重新盖好（白天已经练习过了）
睡觉时，门厅的灯还亮着	整晚灯都是关着的
和父母睡一张床（尽管已经到了分床睡的年龄）	在自己的床上整晚都睡得很舒服
坐手推车，摇晃，或父母的其他安抚方式	在自己的床上来回翻滚，伸展身体，寻求最佳睡姿
没在同一房间入睡，例如，在客厅睡着了	感觉、声音和景象与宝宝的婴儿床或大床都保持一致

*这些无益的睡眠关系影响很强烈，这就要求父母必须格外重视，坚持改正。这些习惯都是可以改变的。如果你已经处于某种情形当中，也不要

担心，一旦改正，你的宝宝很快就能独立入睡了。

如果宝宝本来可以独立上床睡觉，但是做了一个噩梦，妈妈就上床陪着直到他又睡去，这种情况怎么办？要知道，这种做法也是无益的睡眠关系，因为在宝宝迷迷糊糊入睡时头脑中有妈妈的陪伴，那么下一次进入浅层睡眠时他就会问："妈妈在哪儿？"（可能每次宝宝做噩梦的时候你都会去安抚他，但是我们会帮助你取消这种无益的睡眠关系。）

宝宝的卧室

宝宝卧室内的景象、声音和宝宝的感觉都对他的睡眠有着很大的影响。在最后一章，我们会总结归纳不同年龄段宝宝卧室的所有基本要素（灯光、声音、感觉、温度和室内设计）。除了以上这些重要的卧室要素以外，下面这些要素对有幼儿或小宝宝的家庭来说，可能更应该考虑：

- 一个放松的空间。床头的灯不要太亮，你能用来阅读就足够了。准备几个舒适的靠垫，可以用来靠着，也可以放在宝宝的床边。提前一小时左右把灯光调暗，能使宝宝的身体放松，使他更容易入睡，这种方法很有效果。在开启你的就寝程序之前，关掉家里所有的强照明设备。
- 小夜灯。许多孩子都喜欢伴着小夜灯睡觉，半夜醒来也需要小夜灯，尤其是孩子想小便的时候。买一台光线柔和的小夜灯，因为即使是最暗的灯光，对在黑暗中醒来的宝宝来说也很刺眼。
- 室内设计。宝宝的卧室能让他安静下来吗？卧室的颜色和室内装饰最好能起到安抚作用。宝宝卧室的整个风格要能让宝宝在小睡和晚上睡觉的时候感到安宁。你可以观察宝宝是否感到舒适惬意。

- 让宝宝自己铺床。当宝宝大到能自己将床单弄平整（尽管有时候宝宝做完，你还得偷偷地再去整理一遍）时，让宝宝参与进来，打理好他自己睡觉的地方。

- 不要安装电视。比较房间里放电视和房间里不放电视的孩子，我们会发现，前者比后者晚上睡的时间少，白天也更不愿意小睡。

规律的就寝时间

对2~6岁的宝宝来说，最佳的就寝时间是在晚上7~8点之间。具体在这一时间段的哪一刻入睡取决于宝宝的年龄、宝宝早晨醒来的时间和白天小睡的时间。例如，一个3岁大的宝宝，在下午1~3点小睡后，晚上8点上床睡觉很容易就能做到。一个4岁的宝宝，白天不再小睡，早上6点半起床，那么可以让他在晚上7点睡觉。记住，应该让宝宝在心情好的时候上床睡觉，而不是在他呵欠连连，眼皮都打架了才让他上床睡觉。

如果你的宝宝是夜猫子，晚上9点才睡觉，那么他所需要的睡眠质量和睡眠时间就都没有达到要求（除非他每天睡到早上8点，这对于很多家庭来说是很难做到的）。为了把他的睡眠时间往前调一点，你可以循序渐进地变化就寝时间。为了让宝宝在正确的时间上床睡觉，每两三晚就提前15分钟把宝宝放在床上，直到时间调整过来为止。

在把就寝时间往前调整的过程中，宝宝早晨还起床，你需要轻轻地把他叫醒，因为如果他早上9点还没起床，那么到晚上9点时，他也不会觉得困（记住宝宝起床的时间，就像在宝宝的生物钟上按了一下"走"的按钮）。当然，如果宝宝一直睡着不起床是因为前一天晚上睡得太晚的话，不叫醒他也没关系，但是，当你打算调整睡眠模式的时候，尽量保持住你的作息安排，工作日和周末都要一致，这可以给宝宝的生物钟提供连续的信号。

事实上，规律的就寝时间和早睡一样重要。如果宝宝的就寝时间很混乱，那么他也不能建立起固定的生物钟。最理想的状态就是宝宝每晚都在同一时间入睡，工作日晚上和周末的晚上也一样（当然要合情合理）。早晨醒来的时间和白天小睡的时间可以稍微做一下调整，但是通常情况下，调整幅度不要超过30分钟。

> 一项针对一万一千多名小孩（3~7岁）的大型研究表明，规律的就寝时间与单纯的就寝时间无关，与宝宝的阅读能力、数学和空间想象能力有关。就寝时间不规律的孩子在行为方面的问题会比较多，例如情绪变化过大、过度好动等。通常来讲，不稳定的就寝时间会让孩子有一个小的时差，而规律的就寝时间则能让他的生物钟始终保持同步——这会影响到他的思维、情感和行为的方方面面。

你可能已经给宝宝制定好了就寝计划。尽管这样，我们还是建议你读下面这一部分内容，以确保你的就寝安排是最有益于宝宝睡眠的。

就寝的固定习惯

固定习惯能让宝宝过得开心（对成年人来说也是如此）。很明显，一成不变的固定程序能让宝宝知道接下来会发生什么，规则能给宝宝带来安全感。如果宝宝没有固定的睡觉习惯，那么他们就会陷入无休止的困惑和抗议状态，但是当全家都知道接下来该做什么的时候，就寝也就水到渠成了。

以下是就寝常规习惯的一些实例。你也可以自己建立起适合全家的作息习惯。记住，你做什么其实都没关系，关键在于所定的就寝习惯要清晰明确，始终如一，不急不躁。

2岁	3岁	5岁
刷牙	孩子自主玩耍	刷牙
读两个故事	刷牙	读两个章节的书
关灯	读两个故事	上厕所
对房间里的物品道晚安	互相分享一件 白天发生的事	关灯
唱一首歌	上厕所	谈谈你这一天高兴 与不高兴的事
亲吻他，道晚安，把他放进 婴儿床，告诉他你5分钟后 来看他，然后离开房间	关灯	亲吻他，道晚安，告诉 他你5分钟后来看他， 然后离开房间
	唱两首歌	
	亲吻他，道晚安， 告诉他你5分钟后 来看他，然后离 开房间	

始终如一，不急不躁

你可以根据个人的喜好精心规划宝宝的就寝节奏，只要保证每天晚上的每个步骤都一致，所做的事情和节奏都有规律，不急不躁地坚持到最后就可以了。此外，就寝习惯的最后几步要在宝宝的房间内进行。

不要把看电视安排进就寝习惯里——睡觉之前看电视会导致晚睡。在睡觉前1小时，一定不要让宝宝近距离接触电子产品，如电脑、手机等。这些设备发出的人造光会刺激宝宝的大脑，让宝宝难以入睡。

光、电子设备与就寝时间

对人体的昼夜系统来说，光是一种强烈的信号。众所周知，家里的灯光——包括来自照明的灯光和电子产品发射的光，会抑制人体褪黑激素的分泌（褪黑激素是一种化学物质，通常情况下，在我们上床睡觉之前昏昏欲睡的时候开始分泌）。蓝光对褪黑激素的分泌的影响尤其明显，电脑屏幕、胶片和其他的电子设备屏幕都会发出蓝光。家里的强光和睡前使用电子设备都会影响宝宝的入睡。

给宝宝足够的时间，让他放松下来

晚饭后给宝宝洗个澡，睡觉之前和宝宝吻别道晚安，然后再退出房间，如果按照这样的流程开始和结束，宝宝的就寝习惯可能需要1小时来完成。不要低估宝宝完成就寝习惯的所有环节所需要的时间（尤其是有多个宝宝的家庭）。如果时间准备不充足，你就会觉得非常匆忙，压力也会增大，导致宝宝很难放松下来，也就更难入睡。

如果宝宝的就寝时间是晚上7点半，那么到晚上6点半时，全家都应该进入到一种放松状态（你可以这么称呼，也可以用其他的词汇来表达，以便让全家人都知道现在应该要进行状态转换了）。这并不是说你的宝宝这时候就应该上床了，而是让全家都安静地、循序渐进地进入到睡眠状态。这段时间真的很美妙，可以听听轻柔的音乐，把家中的灯调暗——给宝宝传递一种马上就要睡觉了的信号。

就寝时间表

就寝时间表可以直观地表现出就寝习惯的每一个环节，以便让全家都保持在同一频道上，且都在睡前遵守规则。这张图表可以很简单，也可以按照你自己的理解做得很精致。总之就是要用这种方式让宝宝适应他的就寝习惯，帮助他按照要求一步一步地完成所有步骤。在下一节，你会看到如何创建就寝时间表的具体事例。

宝宝自主游戏

这种方式能够帮助宝宝转换到自主调节模式——这和你为他做事情，例如给他洗澡、帮他穿衣服正好相反，同时也为宝宝独立入睡做准备。宝宝自主游戏会因年龄、性格和兴趣的不同而有所差异。关键是不要去教他，不要去替他创造，也不要改变他的游戏。你真正需要做的就是去跟着他做。例如：

把宝宝卧室的灯调暗，在地板上放几种简单的玩具或者书，和他一起坐在地板上或躺在地板上，观察他，看看他接下来会做什么。认真观察，什么也别做！让宝宝感觉到你的存在，并且让他感觉到你对他接下来探索这个房间很感兴趣就已经足够了。你可以拿起一个类似的或者是互补的玩具加入他的探索，尽管他的游戏看起来真的很简单。可以不说话，也可以加几句，比如："宝宝，你能建一座粮仓吗？"或者"我要让我的球跟着你的球跑。"宝宝自主游戏什么时候都可以做，但是在就寝之前还是应该保持平静。

如果你要把宝宝自主游戏加到就寝习惯里，那么尽量加在他洗澡前，或换好睡衣和读书之间。

就寝习惯清晰明确

这有助于让宝宝清楚地知道就寝习惯有哪些内容，哪些可以做，哪些不可以——就像你很清楚你的就寝习惯总是包括两个故事和两首儿歌一样。如果宝宝长时间和你讨论要读哪两本书，那么就找出几本书，让他从这几本书里选择两本。

帮助做好过渡工作

你定的就寝习惯应该既对宝宝的睡眠有帮助，又要暖心，同时还能向宝宝传递一种到时间就要睡觉的信号。我们向你保证，宝宝完全有能力自己独立入睡，我们要做的是让他能舒服地过渡到独立入睡的阶段。确保就寝习惯的最后一步在关灯后进行，并且你也在宝宝的房间里。关掉所有的灯，唱儿歌，讲故事，或者谈论这一天内发生的事情，然后离开房间。如果宝宝习惯在他入睡的时候有你的陪伴，你可能要在进行就寝习惯最后一步的时候让他独自待在房间感受一下，然后再离开他的房间。一旦宝宝躺在床上，灯也关了，你就要迅速地离开，帮他把水杯装满，说："我要去查看下东西，马上回来。"然后离开房间1分钟。

海瑟：我研究过一个家庭，当就寝习惯养成，爸爸离开房间后，他的儿子会开始哭泣。我们发现这是因为刚才他和爸爸待在一个明亮的房间，对突然换到一个黑暗的屋子里不适应。后来，这个孩子的父母做了很详细的就寝计划，就寝表上的内容多了起来。讲完故事之后，爸爸会关掉灯，然后坐在床上简单地讲讲这一天发生的事情。然后儿子和爸爸在黑暗中待了一会儿，他的眼睛也适应了黑暗，他躺在床上，和爸爸在黑暗中又待了几分钟。在宝宝还没睡的时候，爸爸轻轻地和他吻别道晚安，然后走出房间。通过这个小小的调整，他的儿子很快就能够安静舒适地独自入睡了。

和宝宝讨论就寝时间的变化

我们在本章节中会多次重复这个观点，因为它真的很重要：无论何时，当你和一个会说话的宝宝谈论睡眠问题时，都要和他讨论并解释新定的睡眠计划的重要性。可以白天和他说，也可以在晚上上床前提醒他——"今天我们要做一些不太一样的事情来帮助我们入睡。"向他解释清楚你的就寝时间表的流程，回顾具体步骤内容，确定道晚安之前要念的书和唱的儿歌。

早上轻轻地叫醒宝宝

如果早上你需要叫醒宝宝，那么一定要轻轻地拉开一半窗帘，坐在他的旁边，给他几分钟时间进行自我调节，让他在你的陪伴下平静地醒来，而不是鲁莽地直接把他叫醒。

宝宝和睡眠的关系

思考一下宝宝和睡眠的内在关系。对于宝宝（或者是你）来说，睡眠是我们必须要做的且清单上肯定无法抹去的一项活动，还是我们喜欢做的、值得我们珍视并渴望拥有的一段快乐的时光？事实上，睡眠是我们照顾好自己必不可少的一部分，睡得好才能吃得好，也才能锻炼得好，进而让我们的身心处于最佳状态，这样我们就能尽情地享受人生了。给宝宝做个好榜样，让他看看你是如何重视睡眠，如何管理自己的睡眠的。睡眠是一个家庭最重要的事情，良好的睡眠习惯会伴随宝宝的一生。

传统的睡前安抚，往往需要父母花费很多时间来哄宝宝睡觉。实际上，父母和孩子之间应该均衡好关系，不要只是单纯地哄宝宝睡，让宝宝做这做那，父母却并不参与。你完全可以跟宝宝谈论睡眠这件事。其实，谈论睡眠是件很简单的事情，这是一个很有意思的话题，可以用很多种方式开启你们的谈话。可以说说什么是睡眠，睡眠为什么是很简单的事情，人们为什么需要睡觉，等等。例如：

全世界的每一个人每天晚上都像我们一样睡觉。

你知道吗？当你睡觉的时候，你的身体会变得更强壮，大脑能连接一些事物，处理一些信息。

当我睡眠不足的时候，我的大脑往往会一片空白。

当你睡眠不足的时候，你的身体感觉怎么样？

睡觉就像呼吸一样简单，我们的身体会知道如何去做！

你大概需要11个小时左右的睡眠，因为你的身体一直在生长，变化也特别快——睡眠对我们每个人都很重要。成人每天需要8小时的睡眠时间。

你还记得昨天晚上做过的梦吗？梦就像是大脑在我们睡觉时所讲的故事。我们的大脑在晚上特别有创造力，不是吗？

当我和你道晚安之后，我会迫不及待地躺到我的床上，我的床既柔软又舒适，我会看一会儿书，然后就闭上眼睛睡觉！

白天过得平静，晚上才能睡得安稳

如果你的宝宝压力重重，即使有世界上最精心制定的就寝计划也无法对他起到作用。人类在有压力的状态下，血气会上涌，严重的还会导致昏厥。所以，当困难来临时，我们会选择逃跑、挣扎，在这时就寝是件很困难的事情。

日常生活安排过紧常常会让人在晚上挣扎着不想睡觉，睡眠质量不高，身体得不到应有的休息。生活中有太多因素能让我们的生活失衡，例如：

- 课后没完没了的补习班以及丰富的课余活动，如运动、音乐和舞蹈。

- 每天，在家庭成员需要互相沟通、彼此放松的时候，总有很多家庭作业要做。

- 像保姆一样操劳的父母不堪重负，觉得自己需要一些带屏幕的设备（电视、电脑、碟片）来减压。

- 父母工作很辛苦且由此带来的沉重压力。

- 每个人到家都很晚，很难保证有充足的睡眠时间。

确保宝宝白天无压力，或者帮助他进行自我调节，平复情绪，他就能按照你的指令做事了，享受你给他读的书、唱的儿歌以及陪伴，当然也就能做好迎接睡眠的准备了。

如何确保和孩子之间的平衡

简化项目

取消一些活动项目，让时间安排不那么紧张，也不那么条条框框。晚上早早地换上睡衣，然后感受一下清静的真实感觉。我们认识一位很有智慧的母亲，她告诉她的孩子们："当你们感到清静的时候，你们的大脑正在成长！"要敢于面对你每天所要面对的复杂的世界，去外面走一走，然后做些运动，准备晚饭，早点洗澡，多放些泡沫。创建一个生动的计划，帮助每个人，包括你自己在内，以此来平衡一周中的每一天。

做好记录

坐在那里，和宝宝互相依偎在一起，和他讲一讲你"擅长什么，不擅长什么"，如果宝宝不介意，可以挠挠他的脚——此时此刻，就你们俩在一起，不受任何外界的干扰。对于一些宝宝来说，直接问他们问题不太管用，这时可以坐在地板上，看他在干什么，可以选择加入他的游戏（不要想着用成人的思考方式和他交谈，比如说"你今天过得怎么样"之类的）。一旦进入游戏，你们之间能谈的话题自然也就出来了。要知道，有质量的陪伴远比有数量的陪伴意义更大。

多反思自己

你所有不良的情绪都会传染给宝宝——和爱人吵架，工作到很晚，熬夜，缺乏身体锻炼，不跟家人、朋友交流……所有这一切都会对家庭产生影响，你的宝宝会把它们统统都学会。

控制宝宝做作业的时间

和宝宝的老师保持沟通，了解做多长时间的家庭作业最为合理。定好定时器，时间一到，马上就把孩子的家庭作业收走。大部分老师都想知道学生实际做作业的时间是否比他们预计的时间要长，因为通过这种方式，老师能知道每个学生对所学知识的掌握程度。最新的一项研究表明，长时间做家庭作业对学习成绩并没有大的帮助，还不如让宝宝走出去，在一天漫长的课业任务结束之后，放松放松自己。

关掉电子设备

尝试着关掉电子设备吧！如同任何一个习惯一样，你有时可能会有一些不适应，但是它给你带来的好处是可喜的：有助于你的内心更加平静，大脑处于放松状态，你和宝宝都能呈现出最好的自己。

让就寝习惯乐趣不断，轻松无限

读前面关于就寝习惯部分的描述，精心地做一个就寝时间表，让所有的家庭成员都喜欢它。严格遵守就寝时间——这看起来似乎很刻板，但是只要一直坚持，你就能发现全家人在第二天的精神状态会很好，压力也会减小。

睡眠问题的解决方案

宝宝找各种借口不睡：想办法帮助宝宝按时上床

宝宝为了不睡觉或晚睡，会找各种借口。为了执行就寝计划，你只能把宝宝拖上床，这常常让人抓狂。宝宝们是天生的撒谎高手："不，我不要穿这套睡衣！我要穿别的。""我得给鱼缸加水。""现在我要给我的小熊换一床被子！"

谈判时断时续，会极大地消磨掉父母的耐心，睡觉的乐趣更是一扫而光。如果以上情形确有发生，深呼吸，阅读这一节的内容，我们将教你如何帮助宝宝完成就寝计划表，然后顺利上床睡觉。（按照这一节的内容操作，我们会让你找到帮助宝宝睡整夜觉的秘诀。）

睡眠时间表

小宝宝每晚仍然需要10.5~11个小时的睡眠，如果你的宝宝早上6点半左右就醒了，那么晚上7点半上床睡觉比较合适。宝宝晚上几点上床睡觉取决于他对睡眠的需求，但同时也由宝宝几点醒来、白天是否睡觉、睡多长时间等因素决定。3岁左右的宝宝，如果白天睡觉，那么过了晚上正常上床睡觉的时间也不会觉得累；如果他白天没睡觉，到了晚上该睡觉前1小时左右，宝宝就会开始感到困了。发生这种情况的原因是宝宝的身体一直处于发育状态，而他的"睡眠驱动"（详见第八章）却没有很快地建立起来。

白天睡觉时间过长（超过2小时）或睡觉时间太晚（下午3点或3点半以后）都表明宝宝的睡眠驱动还没有完全建立起来，这意味着他还不能够在该睡觉的时间入睡。也有的宝宝白天已经不再睡觉了，但是晚上却睡得很晚甚至在车上也能"酣睡"10分钟。白天小睡和早上起得晚都会阻碍宝宝的睡眠驱动，睡眠也会因此而变得异常困难。

激发宝宝睡觉的积极性

你的宝宝可能需要一点动力才能完成上床睡觉前的所有步骤，因此你不要觉得好像是在牵着他往前走。你可以把就寝习惯中最好的、最有诱惑力的那一步放在程序表的最后，例如，如果你的学步小宝宝喜欢和你一起唱儿歌或者是喜欢用手电筒在墙上照影子，你就可以把这些放在最后一步；如果你的宝宝大一点，你可以给他讲一个连续的故事，每晚都留一点"悬念"，这就能激励他穿上睡衣睡裤，爬上床，听你讲下一部分的内容。

记住，让宝宝上床最有效的驱动是你对宝宝一心一意。收起你爱看的书和你爱唱的歌曲，你的宝宝就会知道，你是真的喜欢和他在一起的这段时光，而不是走个过场。

制作一张生动的表格是很有用的。你可以让宝宝在表格上签到，完成他的就寝程序。做完之后，他（或者你）可以贴一颗星星或其他图案来表示当天晚上（早晨的安排也可以用同样的方式）这一项已经完成。吝惜你的赞美之词或表现出超级兴奋都可能会收到事与愿违的效果。关注宝宝所付出的努力和整个过程，不要只看重结果。对宝宝的成就做评价时可以这样说："看看这些小贴纸，宝宝，你全是按照表格来做的！"

　　下面是一张你10分钟就能做出来的表格。

（1）拿出一张大的海报纸。

（2）把宝宝就寝程序当中的每一步都画出来（洗澡，换睡衣，刷牙）。

（3）在这张大纸的旁边钉上一张贴纸（买一些稀奇古怪的贴纸，更能激起宝宝的兴趣）

（4）在宝宝完成他的就寝程序，还没有上床之前，让他选一张小贴纸，粘在这张大纸的指定位置。

做一本睡前小故事书

　　把就寝程序的每一个步骤拍成照片或者画下来，以小故事的形式把每天晚上的程序是如何进行的描述出来。可以让你的宝宝参与到这本书的制作中，你也可以选择自己独立完成，然后和他一起读一读，将它作为就寝程序的一部分。给他讲讲你们就寝习惯的故事，说说每天晚上都是怎么过的，这有助于他理解这个新计划——宝宝们都喜欢看到书中的自己和自己的就寝习惯。你也可以借助网上的图片书制作服务完成这些书籍的制作。

睡前最后一次要东西吃

　　如果你发觉自己在回答一些乱七八糟的问题，宝宝试图把你拽回房间，或者是在宝宝上床睡觉后要你一遍又一遍地给他整理被子和玩具，这时应该开启你的"最后喂哺"政策了。当宝宝爬上床，并且你已经执行完了所有的就寝程序，你们都放松下来时，告诉他还有"最后一次满足他需求"的机会——可以要水喝，可以要他最喜欢的毛绒玩具，可以让你给他检查错误，帮他穿上或脱下袜子，上一趟厕所，还可以让他问任何想问的问题。

"最后喂哺"政策是为了满足宝宝的需求，它可以包含很多互动环节，因此，它并不是你道晚安并走出房间之前必须要做的事情。提醒你的宝宝，在你提供最后一次可以叫你帮忙的机会的时候，他可以要他想要的任何东西，但是在这之后他如果还想要，就得自己解决了（包括要小被子、要喝水、要小玩偶）。

案例

富有创造力的睡前小杂货铺

安德里亚：我儿子乔纳超级善于创造他自己的小杂货铺。"我的袜子掉了；我把我的婴儿床推到不靠墙的位置；我所有的玩具都掉下床了"，等等。谢天谢地，他很喜欢"最后一次喂哺"这个环节。他更容易在过了这个环节之后接受并理解现状，然后安抚自己入睡。

独立入睡：反向睡眠波、睡眠波和逐渐分离法

下面我们将向你介绍三种能帮助宝宝入睡的方法：反向睡眠波、常规

睡眠波和逐渐分离法。

你用哪种方法？这三种方法都有效果，但是请参考下面的内容：

1. 反向睡眠波。它是比较柔和也比较容易的系统，你可以每天晚上都固定用这种方式来开启就寝程序，帮助宝宝顺利上床睡觉。我们建议首先采用这种方法。很多家庭用这种方法都取得了成功。如果这种方法不起作用，你可以试试常规睡眠波或者逐渐分离法，等宝宝能独立入睡了，再换成反向睡眠波法。大部分2岁左右的宝宝都能很好地配合，在你检查的空档，他们都能待在自己的床上。

2. 如果一直以来你都是和宝宝一起躺下来入睡，或坐在旁边直到他入睡，再或者他一直都在你的大床上睡，那么采用逐渐分离法会比较合适。但是，我们仍然建议首先采用反向睡眠波法。

3. 采用反向睡眠波法，可以从根本上帮助宝宝入睡。如果宝宝半夜醒来，常规睡眠波法也是很好的选择。也就是说，你可以在晚上上床睡觉的时候采用反向睡眠波，在宝宝半夜醒来时采用常规睡眠波。

4. 如果宝宝一直都是在你的大床上睡，那么请采用反向睡眠波和常规睡眠波，而不要用逐渐分离法。

不管你用哪种方法，都不要跳过这一关键步骤：白天和宝宝讲好你们的计划。这一步可以对2岁以上的宝宝的睡眠起到至关重要的作用。你解释得越清楚越简单，越能让宝宝参与到计划之中，你也就会越成功。例如：当你通读了这一章之后，决定要执行新的睡眠计划了，那么你可以这样说："为了让我们都睡得更好，晚上睡觉的时候我们会换一种新的计划。"然后就给他解释这个计划。需要注意的是，要在白天就和宝宝反复讲这个计划，而不是到了晚上该睡觉，要执行计划的时候才说。

反向睡眠波

如果宝宝在晚上一开始睡觉的时候，就有独立睡好的信心，会对他很有益处，这种信心可以确保宝宝睡整夜觉。

睡觉困难的宝宝大都是一样的：宝宝不睡觉或叫你，并且你还做出了回应。反向睡眠波法能帮助你转变这种状态，定一个我们所谓的"5分钟检查法"，机械般地照做，不要让他老叫你。当你把宝宝放在床上的时候，你要告诉他你五分钟之后会进来看他——这能让他平复自己的内心，他知道你一会儿就会回来，不用向你提各种各样的要求或和你讨价还价，就能让你回到房间里来。

宝宝都很喜欢这种方式——如果他们就那么安安静静地等着，那么你就回来吧！这是睡眠波的另一种解释（详见第四章），它不仅可以反复不断地提醒宝宝你就在他身边，还能让宝宝自己安抚自己，独立入睡。宝宝们不再想尽各种小伎俩让你做出回应，相反，他们就那么安安静静地等着，很平静也很轻松，他们知道你马上就会回来。

反向睡眠波的详细步骤

1.在白天找一段安静的时光，向宝宝说明你们的新计划是什么，以及反向睡眠波是如何工作的。你可以这么说："今天晚上我们要做一些与以往不太一样的事情，来让你的身体放轻松。我们会先刷牙，然后读两本故事书，关灯，唱一首儿歌，在你的床边放一杯水。如果你安安静静地躺在你的小床上，妈妈（或爸爸）过会儿就会过来看你！就算你睡着了，我也会过来看你。"

2. 让宝宝看到你把头伸进房间里，轻轻地说："我5分钟之后就会回来看你，晚安。"然后你就快速离开房间。你要确保她知道这个计划是很快的，他的任务就是安安静静地待在床上，等你下一次进来看他。你可以在白天的时候，用玩偶或小动物玩具反复示范给他看这种方法是如何操作的。根据年龄的不同，宝宝可能会单纯地看着你表演，也有可能会参与进来。宝宝通常都很喜欢扮演父母的角色。

3. 第一次检查的时候，等30~45秒钟再进去。这么做可以确保在宝宝大声喊你、跳下床或者开始大哭之前你就进来看她了。最开始的时候，他可能还没有耐心去等5分钟，因为他还不太"明白"这个新模式是什么样子的。

4. 把头伸进门缝温柔地对宝宝说话，音量要以能让宝宝听见为宜："我很快就会回来看你，也就5分钟。晚安。"然后离开房间。你不要等宝宝的反应，也不要去看他是不是睡着了，只要让宝宝知道你会回来看他就足够了。当你进来看他时要尽量放轻脚步。如果家里的门嘎吱嘎吱地响，就修一修，尽可能做到安安静静地开门，不要吵到宝宝。

5. 逐渐加大进来看他的时间间隔，直到最后达到4~5分钟。这个时候，宝宝就会明白这个模式是怎么回事了。他相信你一定会来看的，于是他也就不会再不择手段地引起你的注意。

6. 继续用5分钟检查法，直到宝宝入睡。

1~2周之后，你进来看他的次数会明显减少。大部分宝宝在你们第三次进来的时候，就已经睡着了。如果不是这种情况，而是需要你没完没了地进来看他，那么现在你就该限制次数了，你要让宝宝知道你也就进来看他两三次而已。

刚开始的时候，你的小宝宝会非常兴奋，总是期待着你进来，但是过了一会儿，当你的反向睡眠波模式特别明显的时候，他也就放松了。这种方法架起了一座桥梁，在宝宝没睡的时候将他和你连在一起，这种情况下，宝宝困了就会独自入睡，很长一段时间你都可以坚持用这种方法。

反向睡眠波也不总是一上来就起作用——你的宝宝可能会在你进来看他之前（甚至是短短的15秒钟）突然就从床里爬出来。如果是这种情况，不要担心，在宝宝重新爬上床独自入睡前，你仍然可以用反向睡眠波。读下面常规睡眠波的部分，你会看到当宝宝准备好适应反向睡眠波时你要如何对其进行利用。

睡眠波

在第四章中，我们向你讲解了睡眠波——这种方法能帮助宝宝独立入睡，并睡整夜觉。你也可以用睡眠波帮助一个大一点的宝宝独立入睡——不管他是睡在婴儿床上还是大床上。

如果你已经开始尝试采用反向睡眠波，而你的宝宝仍然会从床里出来或者大哭，或者是你认为宝宝还不能够明白这种模式，在你进去看他的间隙，他总是从床上爬起来，这个时候，睡眠波就是最好的选择。许多父母在把宝宝从婴儿床移到大床上，或者从他们一起睡的大床移到宝宝自己的床上时，发现宝宝又醒了过来，这时候，就可以采用睡眠波了。

睡眠波的基本法则对于大一点的宝宝和小一点的宝宝来说都是一样的。睡眠波的操作方法就是让你用重复的（波浪式的）方式回应宝宝，让宝宝放心，区分开谁负责安抚睡觉的概念。在睡眠波过程中，你始终能给宝宝安全可信的感觉，你的进进出出宝宝都能预测到。时间久了，宝宝就熟悉这种模式了，也就能够放松自己，并最终达到自我暗示，拥有自己入睡的能力。请记住宝宝完全有自己入睡的能力，但是习惯以及和睡眠有关的错误做法会对他产生很大的影响，掩盖他的本能。看起来，似乎不太可能让宝宝独立入睡，但其实不然，你只需要建立一个始终如一的模式就可以了。

睡眠波

还记得第四章所讲述的睡眠波法吗？接下来，我们会给你解释如何用同样的操作步骤让大一点的宝宝睡觉。

（1）在宝宝还没睡的时候就把他放在床上。（2）运用五分钟查看法。（3）运用睡眠波法。（4）向他问早安。

通常，每个宝宝都会排斥变化。如果因为就寝习惯的改变让宝宝有情绪，这很正常！采用睡眠波法能让宝宝知道你接下来要做什么，保证你接下来要做的事情是固定不变的。当你重复并坚持做一件事情时，这件事慢慢就会对宝宝起到暗示的作用。他能发现你这种模式的特点，知道接下来会发生什么事，这样他就能放松自己，逐渐形成他自己的安抚机制。

宝宝会走路，会说话，而且能一个人在自己的大床上睡觉了，此时你所面临的挑战开始增多，同时也需要借助更多的工具来完成这些挑战，这时，就可以运用睡眠波。这一阶段最主要的挑战是，这个年龄段的宝宝不再受婴儿床的控制，宝宝刚刚获得的自由会让他们乐意尝试更多的新花样，他会不断地出去找你。让人开心的一点是，大一点的宝宝能理解新的睡眠计划并参与到其中，他的大脑很聪明，能清楚地知道你就在离他不远的地方。

成功的关键在于始终坚持同一种做法

睡眠波成功的首要条件是，你始终保持完全一致的做法——一成不变地坚持你的计划，不要让你的既定模式发生一点儿改变。随着宝宝的成长——他们的身体越来越强壮，声音越来越大，个性越来越强——他们的反抗心理也会越来越强烈。作为父母，你很不愿意听到或看到宝宝不同意你的做法，我们也很理解。但是记住，我们的最终目标是让宝宝睡得有规律，睡得舒服。你坚持得越好，大家的进步就会越快。

我们谈到的"一成不变"，甚至包括你那些很小的行为，例如说什么、如何去移动，都要完全保持一致。例如，当你准备让宝宝重新回到床上时，准备好脚本，每一次都要做一模一样的事情，不夹杂其他任何东西——一声愤怒的叹息、一个尖利的语调或者是一声叫喊。保证你的声音和身体的动作完全一致。当你偏离既定计划的时候，宝宝就会觉得很困惑，同时也会重新变得活跃起来。他会开始接触外界，尝试做更多的事情，想看一看你接下来的反应是什么。如果他知道计划永远都不会改变，那么他就会让自己放松下来，然后安抚自己入睡。

在你开始睡眠波之前，首先要建立一个睡眠计划，还要准备"脚本"，在床上和宝宝讲睡眠计划。不要偏离这个计划。当你对宝宝的回应有所改变，哪怕只是一点点（说了一句不同的话，他和你要毛绒玩具，你给了他一个和以往不一样的，哪怕就这么一次，等等），宝宝都极有可能一遍一遍地醒来，甚至哭闹，整个过程都会被拖延很久。

如果在运用睡眠波的时候，你对宝宝所有的情绪反应有疑虑或担心，可以读一读后文中关于宝宝哭泣的描述。睡眠的斗争结果往往不合父母的预期，因为父母本来是想去调节自己，但最后却触碰到了自己的底线，开始觉得很失败，心里不满，情绪失控。这时，制定一个新的睡眠计划并坚持不懈地努力，就显得尤为重要了。建立计划时尽量让宝宝也一起参与进来，写下你们的睡眠计划的内容，要让你的爱人、宝宝都清楚你们的计划，然后非常明确地去实施这个计划。

睡眠波的选择

你如何对宝宝实施睡眠波取决于他是在婴儿车里还是在大床上，当你把他放在床上时他具体会做些什么。下面这些是有可能发生的情形：

如果小宝宝睡在婴儿床里

如果是仍然需要睡在婴儿床里的小宝宝，你完全可以按照第四章讲述的睡眠波的步骤来实施。

如果宝宝睡在大床里

当宝宝开始在大床上睡觉时，你需要完成你的就寝计划（确保你已经读完了以上所有关于就寝安排的内容），吻别道晚安，然后走出房间。睡眠方式发生变化了，你的宝宝就可能会用各种各样的方式来抗拒，那么请根据宝宝所表现出来的状态选择性地阅读下面的内容：

宝宝只是哭闹，但仍然待在床上　如果宝宝还能说话、唱歌，或者喃喃自语，就不用理他，如果他实在哭闹得厉害，你就可以用第四章里讲述的五分钟查看法。

如果宝宝从床里爬出来 难题来了！许多刚学步的小宝宝，会在你刚和他道晚安走出房间时（甚至有的时候你还没走出房间就感觉有人在拉你的腿）就从床上爬出来。如果宝宝从床里爬出来，按照睡眠波法会有几种回应方式，所有方式的核心观点就是"拓展婴儿床"。

拓展婴儿床

宝宝会一次又一次地从床里爬出来，许多父母并没有做好这方面的准备。有一位妈妈跟我们说，她把她儿子换到幼儿床上的第一天晚上，他从床里爬出来110次！

这个例子可以让我们将宝宝的整个卧室都看作他的大婴儿床，这种想法很有帮助。不要受婴儿床的局限，你可以把宝宝轻轻地放在卧室里面，不要让他一次又一次地去客厅找你。这样做能让他不那么兴奋，一次又一次去到他想去的地方。把他放在他自己的房间，关掉所有的灯，这样更容易入睡，而且不让他在楼梯上走来走去，他想玩游戏的意愿也就没有那么强烈了。

根据不同因素的影响，有很多种扩展婴儿床的选择，例如，宝宝卧室的门是常开还是常关，门朝哪个方向，你家宝宝是哪种类型的孩子，等等。在开始扩展之前，你要仔细检查房间内的安全问题，例如窗帘绳、电源插座，任何可能碰到或绊倒宝宝的东西都得仔细清理。

- 卧室要安装能保证婴儿安全的门。这种方法可能是最普遍的。卧室的门要够高够结实，才能起到防护作用。
- 如果宝宝习惯待在关着门的房间里，那么就给他关上门。选择安全门最麻烦的地方是大多数安全门的设计都是门朝卧室里边开，当宝宝站在门口的时候，你开门进去看他就会很麻烦。

- 我们可以买一些小零件，既能让门半开着，又能牢牢地支撑住，有些
  家庭已经购买了这种零件了。

- 如果这些方法你都不选择，那么你可以坐在宝宝卧室门外面看不见的
  地方或黑暗中的椅子上。

睡眠波的具体步骤

　　一旦你将能让宝宝在房间里舒适安全地待着的方式确定下来，就是时
候尝试使用睡眠波帮助他学会独自入睡了。当你对宝宝执行五分钟查看法
时，要有一句固定"说辞"，例如"睡觉的时间到了"，要沉着冷静、信心
满满地反复说这句话。对有些宝宝来说，父母不用多说什么，这种检查法
就能起到比较明显的作用。这完全看个人的选择，同时也取决于宝宝的性
格和年龄。每次进去看宝宝时，不要刺激他。我们的目标是反复进去看他
但不参与其中，最后他就会发现，这根本不值得起床。无论你用哪种方式
回应他，请记住，最重要的一件事情是坚持！

　　仔细观察下面的四个例子，用哪种方式去做出回应，取决于你和宝宝
道晚安走出房间时宝宝的做法。

1. 如果宝宝在门口哭，等5分钟，然后再走进去，把他抱回床上，说你
   之前说过的那句话，然后立即走出房间。如果他还哭，即使不从床上
   爬出来，你也一定要执行五分钟查看法。如果你对睡眠波的知识以及
   五分钟查看法的概念存有疑虑，请阅读第四章的内容。

2. 如果宝宝站在门口，但是没哭，那么你根本就不用进去。许多父母
   仍然会选择每5分钟就进去看一下，让宝宝自己走或者将他抱回到床

上，说固定的"说辞"，然后迅速离开房间。当你将宝宝放回到床上之后，一定不要对他做任何附加的安抚或睡前工作。"最后喂哺"已经结束了，因此也就没有精心准备好的美食或打开的盒子。教会他自己做这些事情，不然的话他总有理由叫你回来。

3. 如果你选择把门关上，那么就关掉灯，坐在宝宝房间门外黑暗的地方，每次他醒来都将他抱回床上。这种情况下，可以用简短的语言安抚，或者根本就一句话也不说，因为有你在，宝宝很快就会变得异常活跃。记住你不是在训练你的宝宝，而是要让他知道他做错了什么你会很伤心。你正在建立一种新的模式，你的肢体动作和情绪一定要表现得很有耐心，要让宝宝感受到你正在建立的那种新的模式。

案例

学步宝宝用大床时采用睡眠波

玛丽安：当我们第一次把贝拉移至幼儿床上时，她老出来。她站在门口，扯着嗓子喊叫。第一天晚上，我丈夫抱着把她放回自己的床上，开始说他那套说辞，说了45遍！我们知道这根本就不会有效果。但是第二天晚上，他只说了28次，到了第三天晚上，降到了10次！我们的宝贝很顽强，但是到了周末，她很快就能安静下来，不再往床外边爬了。

4. 如果你使用上面的某种方法不起什么作用，也没什么进步，那么你可以考虑换一种方式，一种需要你参与的地方更少，基本上不用说话的方式。无论你采用哪种方式，只要你能坚持住，宝宝最后都会意识到你不会改变你的方法，他一次一次起来也就没什么意思了。这时，他只能强化自己的自我安抚能力，找到适合自己的入睡方式。

使用睡眠波需要记住的关键词

心平气和，简洁明了

当你和宝宝一起回到床上时，不要和他说话，也不要和他讨价还价。不要去威胁、影响、祈求他，也不要表现出对他很失望，不要大惊小怪，不要让宝宝觉得睡觉是件让人紧张的事情，有时你的负面情绪会令宝宝感到很困惑，加重他的某些做法。你要心平气和地、信心满满地、坚定不移地、反复地安抚，不要觉得无聊。每次你进去都要讲一样的话，例如"到睡觉的时间了"，或者一句话也不说。如果你很生气，心烦意乱，试着和你的爱人调换一下，让他（她）去屋里看看宝宝。

宝宝们都是很强大的

据估计，宝宝最开始会从床里爬出50次左右。虽然我们都不希望这种情况发生，但是你也要做好让宝宝不断尝试的准备，在这种新的睡觉安排下，有些事情做到极限也就不能再做了。如果他察觉到模式的改变，你进来查看一两次（你和他一起回到床上）之后他觉得很舒服，那么太好了，你的宝宝很容易就能入睡。要知道，在睡眠方式发生较大改变的情况下，宝宝一次又一次从床里爬出来，又哭又闹，用各种不同的方式表达自己的情绪，这都非常正常。做好心理准备，度过这段时期，就能让宝宝意识到以后在家里都要用这种方式来睡觉了。

你可能会觉得5分钟时间太短，会打扰宝宝形成自我安抚睡眠的习惯。

如果是这样，针对这个年龄段的宝宝，我们建议把时间延长到6~8分钟。关键是要固定和坚持。你要让宝宝感觉到你每次进来的时间都是固定的，节奏也是固定的，尽量让他预测到你的行动。

第二天你要说什么

感觉到自己有能力做好事情，是所有宝宝的基本需要。第二天，你要让宝宝知道，你注意到他能自己独自入睡了，你还可以问问他经过一夜的睡眠感觉如何。如果宝宝没有达到这一目标，你可以说："坚持，总有一天你会做到的！"

研究表明过度表扬，总是夸"做得好"实际上会适得其反，因为宝宝往往会在听到这样的话以后立刻停下来不再坚持。如果我们能表扬宝宝所付出的努力和取得的进步，会更容易让宝宝坚持做一些难度更大的事情，这有助于宝宝体会到成功的快乐。在宝宝睡觉这件事情上，如果你能平静地对待他们的进步，会让他们觉得睡觉是一件很正常的事情，但是一旦让他们觉察到你在整个过程中在不断付出努力，往往会激起他们的逆反心理。

朱莉：过去当我儿子说"妈妈，我睡不着"时，我会告诉他"没关系，宝贝，你只需要闭上眼睛，深呼吸几次，你的身体自然就会帮你睡着了！"

在执行新的睡眠计划的过程中，不要惩罚宝宝，例如他没有达到你的要求，你就把他的东西收走。整个过程必然会面临各种各样的挑战，同时你也要看到宝宝的进步。

你可以对宝宝说：

"昨天晚上我们的新睡眠计划执行得好像有一点点困难，好几次我都得帮你重新回到床上。今天晚上你有没有想过怎么做才能更好地入睡呢？"

（这不是在给宝宝机会让他去改变睡眠计划，而是通过一个小小的改变，例如换一个带奶嘴的水杯，或换一本书，让宝宝感觉到这个睡眠计划是你们一起制作的。）

你也可以这样说：

"我看到昨天晚上小玩偶陪着你入睡了，就像咱俩说过的一样。你知道该怎么做，是不是？"

如果你坚持你的计划，并保证你的反应也是一成不变的，那么很可能最后你的5分钟查看法的次数会越来越少（如果第二或第三个晚上查看的次数增加，你也不必吃惊）。经过一两周的时间，大多数宝宝都能独立入睡了。

父母循序渐进地撤出来

如果你长期以来都是陪着宝宝帮他入睡（我们听过各种版本，和宝宝一起躺在床上，躺在地板上，等等），推荐采用循序渐进地走出宝宝的房间的方法，每天晚上挪15~30厘米。循序渐进地撤出来的方法，对一直陪着宝宝躺下睡觉的父母非常有效，尽管这个过程需要一段时间，但是它能解决睡眠波不起作用的问题。

当你一下子离开宝宝的房间时，宝宝马上就会知道发生了什么，而这种循序渐进地离开的方式能让他慢慢习惯这种变化。他能清楚地意识到你还在那儿，即使他看不到你，因为他是看着你慢慢地走出房间的。保证动作的循序渐进，通常能让宝宝不那么抵触。如果他从床上爬出去了，只要把他放回床上就好，一句话都不要讲（就像你用睡眠波时静静地坐在黑暗的门厅里一样）。等你离开房间时，宝宝也就能独自入睡了。使用这个方法，同样要确保宝宝的就寝时间和习惯始终一致。

父母循序渐进地撤出的步骤：

1. 对这个年龄段的宝宝来说，任何变化都要在白天平静的状态下给他解释清楚。你可以借助小玩偶或玩具演示给他看，让他知道具体是什么样子。

2. 确定好你坐在什么上或躺在什么上。理想状况下，就是你之前用什么，现在也用一样的或者类似的。如果你一直以来都是在宝宝的床上躺着，那么就需要准备好垫子，要一直铺到门口。

3. 第一天晚上，稍微离开个几厘米远，在往后的每天晚上挪15~30厘米。在那个地方待着，直到宝宝睡着再离开。

4. 根据你现有的距离，你应该在10~14天之内彻底离开宝宝的房间。这个过程是很艰苦的，不要试图加快速度，要自然而然地去进行，让宝宝感到放心。

5. 一旦你彻底走出宝宝的房间，就可以使用反向睡眠波了，这种方式能极大地加强宝宝与睡眠之间的联系。

6. 如果这个过程已经结束了，宝宝的睡眠非但没有进步反而还倒退了，反向睡眠波也不怎么管用，那么就用常规睡眠波吧，这样你就不用再在睡前陪宝宝躺着了。

睡整夜觉

宝宝半夜醒来大声叫唤的原因有很多。通读这一节的内容，选出能最大限度地帮助宝宝一觉睡到天亮的方法。

宝宝睡不睡整夜觉最关键的因素是他所处的睡眠环境。回顾一下前文中对睡眠关系的阐述，宝宝半夜醒来可能是因为他自己的小被子没有拉好，够不着自己的饮水杯，或者是看到的环境和入睡前的不一样。例如，宝宝半夜醒来叫你，让你把他的被子盖好或者是找他的毛绒玩具，遇到这种情况，你就要在白天让他练习自己盖被子，自己把毛绒玩具放在正确的位置。跟他讲清楚晚上他自己应该做什么，而不是起来叫你帮忙。鼓励他，积极地看待他的努力，在第二天表扬他的每一次进步（哪怕很小）。

如果宝宝早上醒得特别早，那么请阅读"醒得太早"那部分的内容。如果宝宝半夜被噩梦惊醒，你又总是想立刻到他的身边进行安抚，请阅读"如何帮助宝宝战胜噩梦"那部分的内容。

如果你已经采用了健康的睡眠习惯，并处理好了所有无益的睡眠关系，宝宝也不再做噩梦了，那么这时，如果宝宝半夜醒来，你就可以采用睡眠波了。要想用睡眠波来改善宝宝半夜醒的问题，关键是要回到5分钟查看法的可预见模式，坚持做下去不改变。在半夜迷迷糊糊的状态下坚持这一模式确实是非常大的挑战，但是也不要轻易采用简单的方法（和宝宝一起躺着或者把他带到你的床上），因为一旦这样做了，以后就会更难改变。

总之记住，只有当你对宝宝的回应保持完全一样的模式时，睡眠波才会起到作用，睡前、半夜和白天小睡的时候，这个方法都适用。如果你坚持固定的规律，宝宝很容易就会察觉到这种模式，从而做到自我安抚入睡。

醒得太早

你可能会在早晨太阳还没升起来的时候，就听到有人喊你"妈妈！"或感觉到有人在拽你的被子！对小宝宝来说，早起其实是一种很常见的睡眠模式。相比之下，前半夜宝宝进行的更多的是深度睡眠，后半夜进行的更多的是浅层睡眠。这个时候，他更容易醒，醒来时也不像前半夜那么疲愈——这就让宝宝很难再接着睡了。

我们遇见过很多家庭都是宝宝早上5点就醒了，爬到父母的床上，大家都接着睡，到该醒的时间才醒。如果你们家也是这种情况，而且全家都睡得很好，那么也没什么不好。但通常情况下，如果宝宝早起，就会让其他人至少少睡1个小时，或者即便是接着睡也睡不踏实。如果你家是这种情况，你可以想办法改变宝宝早起的时间。

为了实现这一目标，在宝宝起床之前的这段时间，他的卧室环境要绝对避光，绝对安静。宝宝的生物钟要用亮光来明确，这一点非常重要。如果你坚持这么做，宝宝自身的生物钟就会做出调整。

这可能需要几周的时间，因此请不要轻易放弃！调整起床时间是睡眠工作最难的部分之一，需要多给宝宝一些时间。

帮早起的宝宝继续睡眠的办法

- 宝宝的就寝时间不要太晚，因为睡得太晚，醒得也会更早。最适合2~6岁宝宝的就寝时间是晚上7点到7点半（当然这取决于宝宝白天的小睡时间）。宝宝前一天晚上越早被放在床上（提前30分钟），第二天早上就会睡得越久，同时也要保证宝宝白天的睡眠质量。乍一听起来好像不合逻辑，但是休息好的宝宝早上醒来时不容易焦躁。

- 保证宝宝的房间安装了遮光帘——一条缝儿也不要留！这样早晨的阳光就不会透过窗帘照进来，也不会让宝宝误以为是在叫他起床。

- 如果宝宝认识数字，就在他的房间里放一个钟表，让他在床上就能看到。告诉他，当时钟指向"6点半"时，他就可以起床了。如果他不认识时间，你可以买一个设定好到时间就变换颜色或符号的闹钟。

- 告诉宝宝在规定的起床时间到来之前，他要管理好自己的"吃喝拉撒"，他可以从床上拿啜饮杯自己喝水，也可以拉好自己的被子，抱一抱他的小玩偶——在该起床之前，你是不会进来为他做这些事情的。

- 在白天或睡觉之前练习宝宝不会做的事情（例如向上拉被子或喝水）。

- 如果宝宝在起床时间没到之前一直待在床上，可以对他进行表扬。

- 如果宝宝哭了5分钟或者是往床外爬，那么尽快使用你的5分钟查看法直到起床为止。

- 起床时间一定要精确。如果你定的起床时间是6点，那么在6点之前就不要进宝宝的房间（他哭了，你用5分钟查看法的情况除外）。

- 起床时间到了，如果宝宝醒了，就走进他的房间问候他，跟他说早安，拉开窗帘，让他的生物钟知道现在是白天了。如果到起床时间了，他还在睡觉，那就让他睡吧，自然醒对宝宝更有好处。

小睡

大部分宝宝白天都需要小睡，小睡至少要持续到3~4岁。即使到这个年龄段，白天小睡对宝宝的身心发育也很重要。3岁以前，如果宝宝全天只玩不睡，压力性化学物质就会在他体内升高，这会影响他的学习能力，还容易使他急躁、固执、缺乏创造力。大部分2岁的宝宝午睡时间都是在12点到12点半之间（假设他们早上是在6点半左右醒来的），到了3~4岁，午睡的时间就可以延到下午1点左右。

午睡时间在减少

下面是宝宝准备戒掉午睡时间的条件：

- 3~5岁之间。

- 连续一两周午睡的时候都没睡。备注：这并不意味着宝宝就是不想躺下来午睡。它可能也表示宝宝躺在床上休息，但是没有睡着。午休阻力（起初是不愿意午睡）很常见，但并不表明宝宝不需要午睡。
- 白天午睡，晚上很难睡着。宝宝要么不爱睡觉，要么不爱上床，直到晚上8点半或9点才能入睡。在这种情况下，如果宝宝不午睡了，他可能晚上7点就上床睡觉了，这样看来他全天的睡眠总量和有午睡的时候是一样的。
- 宝宝在托儿所或者学前班也不午睡。如果宝宝在托儿所睡午觉，那么他在家也应该午睡。

午睡变得困难

大概从2岁左右起，大多数宝宝就开始排斥睡午觉。宝宝可能会哭闹，喊你，或在床上滚来滚去，坐起来，自己和自己说话，唱歌，玩他的小毯子——什么事都干，就是不睡觉。如果他只是自顾自地在床上玩，那没关系。他躺在床上或者安安静静地玩上1个小时，这也能让他的大脑和身体得到休息。你可以在睡前给他留出空间和时间，直到他想去睡觉。

白天午睡的时间要固定好。如果宝宝午睡的时间今天是这个点，明天又是那个点，那么他的生物钟就不可能建立起来，这种情况就需要调整一下了。和晚上睡觉的程序一样，宝宝午睡的时间每天都应该清楚明了——午睡只是比晚上睡觉睡眠时间短一点的一种睡眠习惯而已。记住只要能帮助宝宝安静下来，任何事情都可以作为你计划的一部分，只要确保每天的计划都完全一样即可。

学步小宝宝的午睡计划可以包括：

给他念几本书；

给他换尿布或者用便盆小便；

关掉房间里所有的灯；

给他唱一首儿歌。

案例

约拿的"午睡动摇期"

安德里亚：由于采用了睡眠波，无论是晚上还是午睡，约拿都非常容易入睡。但是到了2岁左右的时候，他就不午睡了。我知道这对他和我都不是一件好事。我坚信午睡对他很重要，能让他变得开心，性格随和。朱莉建议我说"睡眠动摇期"是相当正常的，而且只是暂时的，即使他不睡觉，我也要坚持我的午睡计划。一周下来——他完全不午睡了，然后又立刻恢复午睡了，就像停止午睡时一样快。一直到4岁，约拿午睡时都表现得特别好。我很高兴我能得到这方面的信息和鼓励并坚持下来，因为我的很多妈妈朋友们，在宝宝午睡稍微有停顿的时候就错误地直接停掉了宝宝的午睡。

如果反向睡眠波对小宝宝晚上睡觉起作用，那么在午睡的时候同样也可以尝试使用。但是，午睡的时候，如果把宝宝放在婴儿床上他就哭，那就用5分钟查看法吧。用什么样的方法取决于你的宝宝是在婴儿床里还是在大床上，你离开房间的时候他在做什么。因此，阅读睡眠波一节的内容，有助于你确定你的计划。如果你把宝宝放下之后他一直哭，折腾了30~45分钟，那么你就走进他的房间，对他说"好吧，午睡结束了"，把他抱起来，第二天接着尝试。记住，不要宝宝一哭闹，就觉得他不再需要午睡了，宝宝需要午睡的阶段至少要持续到3~4岁，或者更大一点，然后才可以停掉。

即使宝宝在该午睡的时候没有睡，仅仅保持了规律性的"休息时间"，也对宝宝舒展身体、放松心情有帮助。白天宝宝都是活跃的，总能受到各种各样的刺激，因此一段休息时间能让他安安静静、轻轻松松地休息一下。也就是说即使宝宝停止睡午觉了，你也明显感觉到他不会再去睡了，仍然要把灯光调暗，执行你的午睡计划，允许他在床上看几本书，你甚至可以定个闹钟，时间大概在30~40分钟。

宝宝快到不需要午睡的年龄的时候，他们开始睡觉的时间会越来越晚（可能在晚上8点以后，也可能更晚）。一旦你发现宝宝该午睡的时候不再睡觉了，那么你就得把他晚上睡觉的时间稍微提前一点，比如晚上7点。实际上，当宝宝停止午睡时，你可能会发现其实他24小时内的睡眠总量和以前是一样的，只是都放在晚上了而已。

从婴儿床转移到大床上

应该在什么时候把宝宝从婴儿床转移到大床上

父母应该在什么时候把宝宝从安全的、空间有限的婴儿床转移到大床上，这要根据宝宝的情况来确定。一些幼儿在很小的时候就能从婴儿床上翻下来，这着实让人惊讶。而有一些幼儿到了3岁或者更大一点时仍然会开心地睡在婴儿床里。

将宝宝转移到大床上对全家人来说都是一个激动人心的转变，但是我们不建议过早地做这个事。大多数宝宝都是在2岁半或者3岁（尽管有些宝宝在更小的时候就被转移到大床上了，因为他们开始往婴儿床外边爬了）的时候被转移到大床上的。到3岁时，宝宝具备了一定的克服冲动的能力，懂得整晚待在床上的概念，这个时候换床会比较容易。

安全永远是第一位的，因此当你觉得宝宝就要爬出去了时，要么立马给他挪回来（取决于他几岁了），要么就把床垫调到最低，如果他还不到2岁，晚上可以在床边放上垫子，以防他夜里掉下来。

如何从婴儿床转移到大床上

当你第一次把宝宝挪到大床上时，为了防止他滚落下去，可以把床的一面靠墙，另一面安装扶手或者在地上放垫子。

如果你还没有换新床，那么在换之前，一定要确保房间内的环境对宝宝来说是百分之百安全的。想办法让新床的四周都很舒适，和婴儿床的感觉类似。可以给新床安上扶手，也可以些放靠垫或毛绒玩具。对大多数宝宝来说，这个转换过程会在一两周内完成。

- 尽可能完全地执行这个转移过程，把婴儿床移出宝宝的房间。据了解，很多幼儿都会对此产生抗拒，因为他们看着自己的婴儿床被拿走，会有一种硬生生被分开的感觉，有这种反应是完全可以理解的。

- 如果可能的话，把新床摆在原来放婴儿床的地方。并且保留宝宝在婴儿床上用的毯子和寝具。

- 白天玩耍的时候，可以用填充动物玩具给宝宝做演示，让他清楚这到底是怎样一个转移过程。让玩具参与到睡眠计划当中。如果宝宝愿意，让他去了解这个游戏——这能让他感觉是他自己在负责自己睡觉的事情。

- 给宝宝讲他认识的小朋友转移到大床上的故事，这对他顺利完成转变会有帮助。让宝宝的（外）祖父母给他讲你们换到大床上睡觉的故事，你们也可以自己讲给他听。

- 如果你们把宝宝转移到大床上是为了迎接新的宝宝，至少要提前几个月去做这件事，不要让他觉得是新生的宝宝抢了他的位置。

有些宝宝能很好地适应这种新安排，而另一些宝宝却会有一段兴奋期，这段时间，他们可以美美地躺在床上，但是新鲜劲儿一过，他们就会在该睡觉的时候反复起来。

宝宝开始睡在大床上的第一天晚上，使用反向睡眠波帮助他做调整。你也可以在未来几个月或者几年内坚持使用5分钟检查法。

如果你的宝宝始终挣扎着不愿受床的束缚，安一个宝宝门，不仅能保证安全，同时也能让宝宝有一种婴儿床加大了的感觉。如果你感觉到他在新床里很惬意，可以用反向睡眠波或常规睡眠波来帮助他，让他学会在这个令人兴奋的、宽敞无比的空间里睡整夜的觉。

当宝宝遭遇变化

做噩梦

宝宝做噩梦是很正常很普遍的事情。在宝宝开始上幼儿园的时候，他就会开始做噩梦（或者明显感觉到宝宝在做噩梦），原因是：

1. 宝宝的认知能力和想象能力开始大幅拓展。

2. 小宝宝很难分辨现实和梦境，因此梦境感觉同样很真实。

3. 小宝宝们会用语言给我们讲述他们的噩梦。

宝宝知道不好的事情会发生。随着年龄的增长，孩子们接触的观点和故事会让他们知道坏事是有可能发生的。这就是为什么许多宝宝都做过被父母遗弃或找不到妈妈爸爸的噩梦。

对很多小宝宝来说，噩梦就是真实的生活——让他们彻底摆脱噩梦是不现实的。作为父母，你的任务就是在宝宝做噩梦后安慰他，让他平静下来，同时也要让他知道在自己的房间睡觉很舒服也很安全，从而达到安抚他自己入睡的目的。

回应与安抚

如果宝宝做噩梦之后害怕地哭了，你就要到他身边，问他需要你做什么，什么都可以，只要能让他平静下来就行。有些宝宝仅仅需要你在他们身边待着，拍拍他们的后背，安抚一下；而有些宝宝则需要你们把他们抱起来，紧紧搂着，直到他们平静下来。（晚上不要用喂奶的方式安慰宝宝，如果他想要喝水，睡觉的时候在他的床头放一个装了水的啜饮杯。）要让宝宝知道你就在那儿，而且他房间里的玩具、书、动物，等等，都和白天一模一样。

梦给人的感觉特别真实（你自己的实际经历就能证明这一点），对小宝宝来说更是如此。实际上，你的宝宝可能会坚定地认为有些坏事情在发生，而不单单只是做了一个梦而已。如果是这样，就让他讲讲他的故事，表达一下他的情感，而不是一味地让他相信这件坏事并没有发生。提醒他你在那儿，告诉他一切都是正常的、安全的。

谈谈如何战胜噩梦

白天或者晚上睡觉之前，跟宝宝谈一谈噩梦过后用什么方法能让他感觉好点儿。这些技巧的重点是让宝宝自己去做。你要让他对自己有信心，尽可能地自己处理情绪。有很多方法可以选择，尝试一下，看看哪种起作用，当然，你也可以用自己的方法。

例如：

- "多抱抱亲亲你的填充玩具"，这样在宝宝还没睡着的时候，只要有需要，他就会去抱抱亲亲它们。你可以明确地把这一环节作为睡前习惯的一部分。

- 告诉宝宝，身体换一侧躺着或把枕头往上拉一拉，都是"转换频道"的好方法，可以在做噩梦的时候使用。如果他不喜欢他正在做的梦，可以用这种方法去改变它。这能让他感觉到梦是可以控制的。

- 白天，让宝宝练习闭上眼睛，想一个快乐或舒服的景象或故事。或者教他在睡觉的时候或者做噩梦之后，在头脑中想象美好的事。

- 要知道，在你刚开始教宝宝调整身体、"转换频道"，或用好的想象来替换坏的想象时，他可能会说："没有用！坏的场景又回来了！"你可以这样回答他："没关系。我们要多多练习，有一些可怕的想法是很正常的，你可以对它们说'不要'，然后想想别的故事。"帮他想一个好的故事，例如度假或者全家出去旅行。

帮助宝宝在他自己的房间里过得舒服

关上灯，和宝宝一起在他的房间里待上一会儿，跟他讲讲影子是怎么形成的，光明和黑暗又是怎么一回事，一起玩荧光棒或手电筒，告诉他晚上房间里的物品和白天是一样的。确保他房间里有他喜欢的小娃娃或毛绒玩具。打开小夜灯，看看这样是否有助于他克服对黑暗的恐惧，可能有些宝宝半夜醒来，看到黑暗中的东西和床头灯下的影子会更害怕，但也要多多尝试，看看哪种方式最奏效。

如果宝宝怕黑，就试着让他表达出自己害怕的东西，而不是一味地告诉他没什么可怕的。例如，宝宝说衣柜里有怪物，你要让他告诉你怪物是什么样子的，会发出什么声音，在做什么，问问他对这个怪物感觉怎么样。一旦你听到他的答案或者从他的言行举止中观察到答案，就要表现出和他有同感的样子。你要让他知道你理解他的感受，你在他那个年龄的时候也有同样的感觉。

当你听他讲述完他的恐惧之后，就可以告诉他，怪物不是真实存在的，它存在于我们的想象当中，就像狗会说话，茶壶会唱歌一样，都是我们想象出来的。有的宝宝可能会对怪物之类的事物特别着迷，还想看这方面的书或图片，那也无妨，平时可以通过这些方式，让宝宝逐渐加深对它们的了解，来消除对它们的恐惧。

案 例

在黑暗中感觉舒服

阿里：当我的女儿森娜和赖利差不多3岁的时候，曾经有一段时间，她们很害怕黑暗。我装了满满一箱子在黑暗中能发光的玩具——手电筒、荧光棒，以及在黑暗中能发光的书和贴纸来帮助她们。我们在黑暗中玩这些发光玩具，还会用手电筒在墙上投影。这么做可以让她们理解影子的概念，消除她们对影子的恐惧感。这之后，她们无论去什么地方，都不再害怕黑暗了。

回到你自己的床上

在宝宝熟睡之前待在他的房间，或者在他做噩梦之后把他抱到你的房间，这种做法的效果很好。偶尔这么做一回没什么大问题，但是如果成为一种习惯了，就会遭遇宝宝每晚都叫你帮忙的情况，这于他于你都不好。安抚宝宝，直到你发现他安静下来，提醒他你要走了，然后轻轻地走出房间。大部分宝宝在此之后都能入睡，尤其是当他们知道和你睡在一张床上是不可能的时候。

如果宝宝说他不想待在床上，你一离开，他就哭或者爬出床跟着你，这时候告诉他，你5分钟之后会进来看他。

解决恐惧感

可以在白天谈论对黑暗和噩梦的恐惧。做梦能让人紧张，但梦也会从我们的记忆中迅速地消失（想想你有多少次不记得自己做过的梦）。白天，如果宝宝愿意谈论他做过的梦或者画一些画来表达他的梦境，那很好（你们的谈话也可以从你谈论自己的梦境开始，宝宝喜欢听我们讲我们的经历）。但是如果他不记得了或者不想谈论他的梦，也不要勉强。

不要看恐怖的电视节目和电影

我们生活的这个世界，媒介无处不在，甚至在给孩子们看的影片当中也会有恐怖镜头。不管恐怖节目和电影是多么常见，也绝不要让小孩子看。而且，如果宝宝害怕某一个情节或某节目的某一部分，尊重他的恐惧，迅速换台，演到恐怖的部分时，就带他离开房间。小宝宝还太小，不能分辨虚构恐惧和真实恐惧之间的差异，有些影像和主题明显能让宝宝做噩梦，这些主题就要尽力避免。

夜惊

夜惊不同于噩梦。噩梦是可怕的梦，通常发生在快速眼动睡眠期（在睡眠过程中有一段时间，脑电波频率会变快，振幅变低，同时还表现出心率加快、血压升高、肌肉松弛等现象，最奇怪的是眼球不停地左右摆动。为此科学家们把这一阶段的睡眠，称为快速眼动睡眠），而且通常是在后半夜。

在做噩梦期间，宝宝会醒，会哭泣，喊你，还会害怕，他们能告诉你在梦中发生的事情，或者跟你说他不开心的原因。一段时间后，在你的安慰下，宝宝能够平静下来。通常第二天早上，宝宝还能记得他做梦这件事（尽管他们已经不记清梦的内容是什么了）。

夜惊（也叫觉醒混淆或睡惊症）期间宝宝会大声哭，抽泣，叫喊，往他的床边移动，甚至会睁开眼睛，但没完全醒来。夜惊会令父母感到不安，因为夜惊的宝宝非常容易感到烦乱害怕，怎么安慰都不起作用，也不能叫醒。这个过程会持续几分钟甚至更长时间，宝宝如果没有完全醒来，夜惊发生之后，他还能接着睡觉。即使宝宝夜惊的时候醒了，第二天早上可能也不记得发生了什么。

夜惊发生在深度睡眠（非快速眼动睡眠）的过渡时期，通常是宝宝第一个睡眠周期结束的时候——也就是睡觉之后最初的几个小时。夜惊不在快速眼动睡眠期发生，也不是噩梦，它更像是一种让宝宝处于深度睡眠和清醒之间的分裂状态。实际上，夜惊期间的大脑活动表明大脑处于清醒与睡着的中间状态。

患夜惊症的宝宝真的很令人揪心，尤其是当你不知道发生了什么的时候。你本能的做法是拥抱他，或努力想要把他叫醒，然而这根本不起作用（实际上，你会发现你越这么做情况越糟）。所以，如果发生了夜惊，你要做的就是坐在宝宝的旁边，陪他度过这个时刻，确保他不会伤到自己，例如跌落床下摔伤等。

一般来说，夜惊不是什么值得大惊小怪的事。夜惊有遗传的可能性，因此在家族中可能比较多发。睡眠缺乏或睡眠习惯不规律，以及有遗传倾向的宝宝都可能会引发夜惊。睡眠呼吸暂停症（呼吸失调症引发呼吸不畅，夜里会反复地、间歇性地憋醒）是引发夜惊的直接原因。夜惊通常能自愈，但是如果经常反复发生，最好还是去找一下儿科医生。

噩梦	夜惊
发生在后半夜	发生在前半夜
发生在浅层睡眠阶段	发生在深度睡眠阶段
孩子醒了	孩子没完全醒
孩子通常能安静下来	安慰孩子不起作用
第二天早上孩子通常会记得发生的事	孩子不记得发生了什么

进入一所新学校

进入新学校对很多宝宝来说都是很大的一个改变，会暂时影响他们的睡眠。父母要尽可能地减轻这种改变带给宝宝的压力。你可以陪他一起去学校，以便于他能尽快适应新的同学、老师以及学校的环境；在家里用他的毛绒动物玩具表演"在学校的生活"；给他做一本个性化的书（或找一个网站仿照着做），为他制定新的日程表和活动安排；最重要的是，确保他和学校某一位老师或同学建立了良好的关系。在他刚去新学校的这个过程中，不要在睡眠计划和其他事情方面有任何大的变化。

在应对这一变化的时候，一两周之内要多给他15~20分钟念书或者拥抱的时间，因此你开始睡眠计划的时间要比平时早一些。你可以给他念入学方面的书，告诉他你那个时候的经历，讨论下他这一天是怎么过的。你可能会发现，他需要更长的时间才能入睡，夜里也可能经常醒来。这都是正常的，也是暂时的。坚持用你的睡眠波法，如果他哭了，那就用5分钟查看法，他的睡眠习惯会在不知不觉间回到正轨。这期间，父母很常见的做法是再次躺下来陪宝宝入睡，直到宝宝睡着或者把他抱到自己的床上。宝宝在面对大的改变的时候，我们最需要做的是坚持睡眠习惯。

多了个小弟弟或小妹妹

毫无疑问，小弟弟或小妹妹的出生是宝宝人生当中最重大的改变之一。设想一下有一天你的爱人回到家，你把他介绍给你的第二任丈夫（或妻子），告诉他这人会爱你们的孩子，希望他们能相处愉快，会是什么情形！很多小孩子无法轻易适应这种变化。你可以为你的宝宝做一本相册，记录他出生时期和幼儿时期的情况，在房间里宝宝能看得到的地方放一些他小时候的照片，给他买一个仿真布娃娃，向他展示你是如何照顾他的，多读一些关于小宝宝的书，有计划地和他分享生命降生时会发生（让他参与进来，为新宝宝添加一些要素，例如睡衣、书籍等）的事情。

阅读第六章关于睡眠习惯和针对不同宝宝的方法的内容。

上面的方法对宝宝开始新生活至关重要。

案例

帮助幼儿适应新宝宝的到来

詹妮弗：多亏了睡眠波，莫顿从4个月开始就能睡整夜的觉，他每晚都能睡10~11小时。当他12个月大的时候，我们有了小宝宝马克。小马克回家的第一晚，莫顿凌晨2点就醒来了，他大哭大闹了两三个小时。这种情况持续了5~6周。我们开始花更多的时间和莫顿在一起，而且在把他放到婴儿床上之前，要额外多花5~10分钟和他待在房间里。最终，莫顿早晨早醒的情况消失了。

搬家

　　搬家是件令人兴奋的事情，但对宝宝来说可是重大的改变。一定要帮宝宝做好准备，包括尽可能地让他熟悉新家，让他适应所有必须要面对的事物。搬家之前，多去几次新家，如果可能的话，多在那儿玩玩儿。帮他做一本搬家的书，贴上新家和旧家的房间照片，谈谈搬家的感受，以及你对旧家的依恋。让他知道一边想念旧家一边又对新家充满期待是很正常的。帮他打包行李（如果他足够大了，让他帮忙打包），装上他需要的和立刻就会用到的东西。包括他的床上用品、窗帘、睡衣、最喜爱的玩具、有特殊意义的书，以及任何能让他在新家有亲切感的他房间里原来的东西。

　　让他观察一部分搬家的过程（卡车到来，搬走东西，再把东西搬到新家），但是，尽量在整个搬家过程分出一人照顾他。当他到新家的时候，把他的房间整理好，或者让他也来帮帮忙。在他的新房间玩一会儿，直到他开始感觉舒适亲切。如果他因想念旧家难过得哭了，要表现出对他的理解，让他知道有这种感觉是正常的。

家里来客人了

　　爷爷（姥爷）、奶奶（姥姥）或者一大群她喜欢的表兄弟、表姐妹来家里做客是多么有趣的一件事情啊！但是大家都在哪儿睡觉呢？这对你的睡前安排，你们一直坚持做的事情以及宝宝的睡眠习惯都意味着什么呢？

　　家里来客人可能意味着，客人会住进宝宝的房间，或者需要把宝宝的婴儿床搬到另一个房间或走廊上，然后再让客人住进去。尽可能选择小的改变，最重要的是，不要破坏最难搞定的睡眠关系，例如陪宝宝躺下直到宝宝睡着。如果不得不让宝宝睡在你们的床上，要告诉他这段时间是特殊时期，在日历上标注一下还有多少天，每天都提醒，直到回到正常的睡眠关系（在他自己床上睡）。

如果宝宝以前就很难自己入睡，那么尽量避免，或者根本就不要把他放在你们的床上。必要情况请采用其他的计划，以便于不让他感到困惑，睡眠回退。尽量减小对睡眠习惯和睡眠时间的破坏。家里的访客也可以参与到读书、唱歌等活动中来，小宝宝睡觉时，大人可以聊聊天。许多父母都有午睡的习惯，这样也能让父母得到一些休息。

回顾上面的内容，想想当客人都走了以后，如何重新回到正常的睡眠习惯之中。

常见问题解惑

我的宝宝正在接受如厕训练，在他睡觉的时候，我该做些什么呢？

小幼儿们无时无刻不在寻找机会拖延入睡！许多父母跟我们说，当他们给小宝宝设限时，宝宝经常会要求再喝点水、再念一本书或再唱一首歌，当宝宝说"我想去厕所"时，为他们定好的所有事情又都会偏离轨道，睡觉被一次次去厕所拖延成漫漫长路。

对大多数孩子来说，最后一次上厕所作为"最后一次召唤"的一部分，是最有效的安抚睡眠方法。"最后一次召唤"之后，就可以往上拉被子，进被窝，直到天明了。对于正在练习如厕的宝宝，白天你可以给他穿内裤练习上厕所，晚上穿拉拉裤，直到确定他不再尿床（需要一年或更长时间在白天训练他上厕所）。

我们听说，有的父母允许宝宝晚上起床上厕所，他们上完厕所就又睡觉了。有的父母在自己晚上睡觉之前，会叫醒宝宝用尿壶小便。无论用哪种方法，只要不打扰大家睡觉，不减少睡眠量，都是可采用的方法。但是，根据我们的经验，大多数幼儿和小孩都不适应这两种方法，他们要么是在应当睡觉的时候一遍一遍起来，要么在你半夜把他们叫醒上厕所时表现得很不开心。

我的宝宝以前睡得好，现在睡得不好了，我该做什么呢？

幼儿和小宝宝良好的睡眠习惯很快就会发生改变，确实很令人吃惊。例如，你们去旅行，全家都睡在一个房间，隔音效果不好（有一点哭声就能吵到所有人）；宝宝生病了，很难再回到正常的睡眠习惯；宝宝做噩梦了，你把他抱到你们的床上；发生重大变化，比如换保姆了，父母分开或离异，有客到访，宝宝和（外）祖父母一起睡，等等。一旦发生了这些变化，宝宝就可能建立起新的无益的睡眠关系。

最常见的两种无益的睡眠关系，一种是父母陪宝宝躺着直到宝宝入睡，另一种是把宝宝带到父母的床上睡。

当面对上面提到的任何一种能让宝宝的睡眠发生倒退的情形时，都要尽力去帮助宝宝，这很有必要，因为小宝宝很容易就能建立起无益的睡眠关系。越少采用过多帮助的方式，宝宝就越容易回到正常的轨道上来。如果你的宝宝已经习惯了你在他房间等着他入睡，或者是你把他抱到你们的床上睡，不要着急，用睡眠波和反向睡眠波，重新继续你的睡眠计划。

我的宝宝每天早上5点都会跑到我们的床上，有问题吗？

我们经常讲没有一种睡眠方式是绝对正确的。只要家里每个人都能睡得很好，那么你就不需要做任何改变。尽管在有些家庭，宝宝会在早晨的时候早早来到父母的床上，但他们依然能保证睡整夜觉，因为宝宝和父母都很容易接着睡（甚至父母根本就没醒）。如果宝宝来你们床上的时候，你们睡了7~8个小时了，宝宝也睡够11个小时了（或者达到他的全部睡眠要求），完全没有任何影响。如果宝宝早上来你们床上，打扰你或者更多人睡觉，那么回顾一下"起得太早"的那些应对步骤。

我的宝宝只在他的婴儿车里午睡，可以吗？

宝宝在婴儿车或汽车座椅上有效睡眠的时间不可能比在他自己的床上的睡眠时间长。回顾关于午睡的那几节的内容，如果宝宝在他的床上午睡时哭闹，用睡眠波查看法去应对。记住，稳定的午睡习惯和小睡习惯有助于让宝宝的身体做好准备，暗示宝宝该午睡了。

女儿两岁半了，我们应该撤掉她的奶嘴吗？牙医说我们应该撤掉，但是含着奶嘴，她睡得更好。

到了这个月龄段，撤掉奶嘴确实对宝宝的牙齿有好处，而且宝宝也没有你想象的那么需要含着奶嘴睡觉。她只是"习惯"含着奶嘴，并不代表她真的"需要"它。当然，一下子就不用奶嘴对她来说很难割舍，你可以帮她选一个新的毛绒玩具或一套舒适的睡衣来安抚她。可能前几个晚上会很难过，但是只要坚持你的睡眠计划，慢慢她就能适应了。

第六章

特殊情况

睡得很近与同床睡

睡得很近是美国儿科学院建议的一种和新生儿相处的睡眠方式。例如在你的房间安一张上下铺或者摇篮床，也可以放一张婴儿床。

但睡得很近并不是和宝宝同床睡，尽管父母和宝宝同床是相当普遍的事情，许多家庭也都这么做。

下面我们会解答你对同床睡的疑问，这有助于你实现最安全、最有效的同床方式，也能帮你解决该如何让宝宝过渡到独立入睡的问题。

宝宝和父母一起睡的原因各不相同：

- 父母计划长期和宝宝同床睡，或者只要家里人都能睡好就同床睡。

- 父母计划同床睡，直到宝宝3~4个月大时，再把宝宝转移到他自己的婴儿床里或自己的房间。

- 父母计划刚睡觉的时候把宝宝放在他自己房间里的婴儿床上，晚上再抱到父母的床上。大一点的宝宝可能会在半夜或早上自己就来到父母的床上接着睡，直到睡醒。

- 父母没有一个明确的睡眠计划，他们只是把小宝宝抱到自己的床上，因为他们还没有想到别的办法。

前三种情况是父母决定选择同床睡，最后一种情况是父母对睡眠问题的一种反应。

当父母们向我们咨询睡前安排的建议时，我们通常会先问他们两个问题：（1）大家都睡得好吗？包括父母和宝宝。（2）家庭成员都对这个安排满意吗？如果这两个问题的答案都是肯定的，那就没什么理由去做任何改变。在宝宝刚出生的那几个月，和宝宝同床睡、喂奶会特别方便，这在某种程度上也有助于家庭成员的休息（有些宝宝像热跟踪导弹似的，就喜欢贴着人）。但是和宝宝同床睡也有现实的问题和缺点。下面介绍下和宝宝同床的优缺点。

和宝宝同床睡的好处

- **方便喂奶**：半夜喂奶比平时起来喂奶的次数要多，妈妈和宝宝在一张床上睡觉，宝宝能感受到妈妈的味道，而且近距离接触也有利于喂奶。和宝宝睡在同一张床上也意味着整晚你都不用下床去喂宝宝。
- **改善睡眠**：许多研究表明，妈妈和宝宝睡得近能在一定程度上改善他们的睡眠。例如，宝宝和妈妈离得近就不怎么能进入深层睡眠，醒来的次数也会增多，这能有效预防婴儿猝死综合征的发生。
- **增进感情**：宝宝在身边，许多父母都会觉得很开心，尤其是那些白天和宝宝在一起的时间没那么多的父母，这更能增进他们的感情。
- **宝宝的睡眠习惯不是一成不变的**：不管出生后最初的几个月里宝宝有

没有和你睡在一起，都不会对他将来的睡眠习惯产生任何影响。如果你觉得同床睡对你们都有好处，就不要介意宝宝上小学了还跟你睡在一张床上。改变一种睡眠模式确实需要做很多工作，尤其是当宝宝大一点、懂事了的时候，但是如果你一直坚持，就一定能做到。

宝宝独立入睡的好处

- **安全：** 当谈到和宝宝同床时，父母最担心的是安全问题，这就是为什么美国幼儿研究院建议，母亲要和新生儿睡在同一个房间，而不是同一张床上。

- **提升父母的睡眠质量：** 当你睡在宝宝旁边时，宝宝深度睡眠的时间会减少，你也是。对有些父母（尤其是妈妈）来说，当宝宝睡在旁边时，他们无法持久保持深度睡眠，而且宝宝也会吵闹！独立入睡则会让你和爱人的睡眠质量得到提升。

- **让夫妻有共处的时间：** 如果你们和宝宝一起睡，晚上你和爱人恐怕是很难有自己独处的时间的。同床的宝宝很难培养自我安抚能力，因此许多父母要么等到他们上床时再哄宝宝睡，要么就是陪宝宝躺着直到他睡着（在这个过程中他们自己也打瞌睡）。晚上有夫妻共处的时间是很有必要的，因此你们可以在前半夜把宝宝放在婴儿床里，如果他半夜醒了，再把他抱到你们的床上。

许多父母担心和宝宝同床，会让宝宝难以学会自己独立睡觉。大一点的宝宝都不愿意回到自己的床上（也可能他喜欢回去——只是你并不知道），但是睡眠有各种可能性，如果你有自信，坚持下去，他最终一定会顺利过渡到自己独立入睡的阶段的。

改善同床睡眠

本节内容适合夜里选择全部同床或部分同床的家庭。

0~4个月的宝宝

第三章里帮助宝宝逐渐完成自我安抚的所有方法同样适用于同床的情况。例如，在宝宝醒来吃奶之前，对同床的宝宝采用阶梯安抚法，你可以尝试着用嘘声让他安静下来，轻轻地拍他，来回摇晃，更换奶嘴或使用阶梯法的其他步骤。除此之外，下面的方法也有助于改善宝宝的自我安抚能力（这些方法对改善小宝宝的睡眠问题很重要），只是针对同床睡眠时要做更多的解释和说明。

不要等到宝宝睡着了再把他放下

每天至少找一个机会在宝宝没睡着的情况下把他放下。针对同床的情况，可以是在喂完奶（不分喂母乳还是喂奶瓶）之后，宝宝入睡之前。仔细观察，当慢慢吞咽变成快速颤动时，轻轻地将乳头或奶瓶拿开，让宝宝自己入睡。即使你喂他的时候他睡了一会儿，你也可以转换成这种方法。当你第一次做的时候，把乳头或奶瓶拿开再放上，来回做几次，直到他不需要奶瓶就能入睡为止。以后你每次尝试这种方法的时候，重复的次数应该越来越少，同时保持清醒，注意喂奶次数。

辨别宝宝发出的各种声音

宝宝会发出各种各样的声音，千万要忍住，别一下子就冲进他的房间。宝宝在进行自我安抚时往往会很吵，如果这个喧闹的小家伙正好就在你的旁边，你会更不知所措。人们本能的做法是立刻开始拍他或用嘘声让他安静下来。此外，你还可以尝试着练习不去管他，看看没有你的帮助他能不能自己接着睡。每次你这么做，他这方面的能力就会得到一定程度的加强。

不要过度帮助

如果宝宝夜里醒来，你要用对他干扰最小的方法让他安静下来。忍住不要立刻去做出回应，等等看他自己能做什么。可能昨天晚上他需要你一次又一次地轻拍，但是今天晚上他自己就能睡去了。不要让宝宝哭太长时间。在前4个月，我们不建议让宝宝哭超过1分钟。

5个月到2岁

第四章描述的睡眠波适用于以下情形：宝宝在婴儿床上睡觉或者和你们同床午睡，晚上刚上床睡觉时，前半夜你还没睡，也还没把他抱到你们的床上的时候（千万不要把宝宝单独放在你们的床上）。最难坚持这一睡眠模式的情况是，你和宝宝睡在同一张床上时宝宝醒了。

你也可以选择采用逐渐戒奶法，戒掉几遍夜奶或整夜都不再喂他。和宝宝同床睡觉时想要做到这点会有挑战性，但是只要能做到这点，就可以极大地改善宝宝的睡眠质量。妈妈喂奶时，穿一件哺乳上衣很管用，以便于喂完奶之后能把乳头迅速"撤走"。

当宝宝能自己翻身滚爬的时候，如果你还想继续和他同床睡，不管你有没有陪着他，都要确保他不会从床上翻下来。有很多方法可以预防，包括给床安上扶手；在地上放上垫子；保证床和墙之间，床头和墙之间或者其他地方没有缝隙，等等。同床睡时，一定要自己亲自去试验，找到最好的方式以确保宝宝的安全。

把宝宝转移到他自己的房间

如果你决定让宝宝自己睡，那么坚持你的计划，以达到改变睡眠模式的目的。根据宝宝的年龄和性格，这个改变过程也会有所不同，有些宝宝适应新环境的速度稍慢，而有些宝宝却能很快适应，尤其是晚上，他们特别喜欢新的环境。

给宝宝换地方

1.确保你已经阅读了健康睡眠习惯那一节中符合你家宝宝年龄情况的内容，并且完全按照书上的基本要求操作。

2.第一步要让宝宝在他自己的房间里感到舒适。花点时间和他玩耍，确保宝宝熟悉他的房间。理想状态下，他白天可以一个人在他的房间午睡，或者在自己的婴儿床上玩儿一会儿。

3.逐渐把他转移过去，可以前半夜把他放在自己的房间里。这么做一两周，比如在宝宝第一次醒来之后把他放到父母的床上。逐渐练习在半夜喂完奶或安抚完之后把他放回婴儿床里。一段时间后，你可能快要到早上了才会把宝宝抱回你的床上睡。用这种循序渐进的方法，可以让宝宝越来越熟悉他自己的房间，越来越容易练习自我安抚。最后，你可以用睡眠波帮助宝宝完成独立睡眠阶段的训练。

案例

把鲁转移到她自己的房间

凯利：鲁小时候和我们同床的那段时光很美好，很平静，当她大一点的时候，她开始变得敏感，每天晚上要醒好多次，所有人都因此而休息不好。到她6个月左右的时候，我由于缺觉，总是睡眠惺忪，什么事情都做不好。我想是时候把她转移到她自己的房间了。那时候我还没准备给她戒奶，我不介意每天晚上挑个时间让她和我们在一起（因为我们要让她逐渐适应自己的房间）——我只是想让她开始学习自己独立入睡的技巧，建立成功的睡眠模式。这之后，我们全家人又都能睡好了！

将幼儿转移到自己的房间

如果你想让幼儿或大点的宝宝转移到他自己的房间，有以下几种选择：

1. 确保你已经阅读了健康睡眠习惯一节符合你家宝宝年龄的内容，并且完全按照基本要求操作。

2. 开始的时候让宝宝在他自己的房间里玩耍，逐渐习惯并愿意在自己的房间待着。建立一些积极的联系，甚至可以关掉灯，用手电筒在墙上投一些影子或用荧光棒来调整他的情绪。将灯光调暗，确保他睡眠习惯的最后几步（比如宝宝主导的游戏、看书、唱儿歌）是在他的房间完成的。

3. 试着用反向睡眠波法帮助宝宝在该睡觉的时候在他自己的房间里独立入睡——宝宝超强的能力会让你感到吃惊。

4. 把幼儿转移到自己房间的过程和小婴儿是一样的：让宝宝在他自己的房间午睡，或者一到晚上就让他待在自己的房间里，坚持一周左右，如果他无法入睡，就把他抱到你的床上。这种方法比当宝宝在你床上睡着再把他转移到他自己的床上好一些（不要用诱导转向法——应该保证宝宝在没睡着的时候就在他自己的床上）。一两周之后，如果宝宝晚上还会醒来，你就可以用第三、四章讲述的睡眠波法（当然这要取决于他的年龄）帮助他整晚都独立入睡。

5.还有一种选择是让宝宝逐渐离开你的房间。这看起来和"父母逐渐撤离法"很像，其实是让宝宝逐渐离开你的房间。对会说话的宝宝而言，这种方法很有效果。循序渐进能达到最佳效果。

6.无论你用哪种方式，都要保证在看到宝宝的进步和他所展现出来的新的能力时对他进行表扬："嗨，昨天晚上你是在自己房间睡的！感觉怎么样啊？"或者吃早饭的时候对爱人说（确保宝宝能听到）："你有没有注意到柯斯昨晚是在自己房间睡的？我进他房间看他的时候，发现他睡得很舒服！"同时保证被子、小摆件或填充玩具动物都是他喜欢的，卧室也是安静没有光，舒舒服服的。

立刻执行新的时间

你可以让宝宝立刻执行新的睡眠时间。通常，大一点的宝宝在刚开始的前几天会有一点点困乏，这很正常。因为你这么做，是在把时间提前。举例来讲，按照新时间执行，星期日晚上宝宝上床睡觉的时间可能要稍微晚点（时间调整之后），因为那个时候他的身体还感觉不到困乏。你只需要在周一按照新的时间叫醒宝宝，这样他的身体就可以开始自行调整了，然后周一晚上他也就能在规定的时间入睡了。那之后，你每天晚上都可以按照新的时间把他放在床上，因为他在那个时候很可能已经非常困了。

另一种方法是提前让宝宝知道这种变化，帮助宝宝逐渐调整到新的时间。

逐渐调整，让宝宝适应新的时间

快速总结

- 时钟前拨：如果之前睡觉的时间是晚上6点，那么现在就应该是晚上7点，因为宝宝在以前睡觉的那个点，可能完全没准备好要睡觉。在开始改变时间的前几天，每天晚上都将睡觉时间往前调一点点。

- 时钟倒退：如果以前睡觉的时间是晚上8点，那么现在就应该是晚上7点，因为宝宝可能在以前该睡觉的那个时间点之前就开始困了，因此要将每天晚上睡觉的时间都往后延一点点。

逐渐调整宝宝睡眠时间的步骤

1.开始之前先要评估宝宝目前的睡眠习惯，预想一下时间的改变会对宝宝产生什么影响。

- 如果宝宝目前的睡眠习惯和你期望的一样，你就要帮助他调整以适应新的睡眠时间。

- 如果宝宝当前的睡眠习惯并没有按照要求的去做，改变他的睡眠时间会有所帮助（例如，现在是秋天，你想让他早1个小时睡觉，或者现在是春天，你想让他晚1个小时睡觉），你就可以直接把宝宝的睡眠时间调到新的时间。最重要的是注意遮挡阳光，并始终坚持晚上准时睡觉和白天准时午睡的习惯。

- 如果宝宝的睡眠习惯偏离了预期，换成新时间会让他的睡眠习惯更糟，这时，应该慢慢调整他的睡眠时间，然后让他逐渐适应，直到完全按照睡眠习惯去做。

2.决定适合你家宝宝的最理想的调整幅度。小宝宝往往很难接受改变，而大一点的宝宝却和我们一样，能一下子就接受变化。如果你的宝宝性格随和，也很灵活，那么你就可以选择快一点的调整方式（每天调整20分钟）。如果你的宝宝对变化比较敏感，你就可以选择慢一点的调整方式（每天调整10分钟）。

时钟前拨

• 根据你选择的调整幅度，你可以从开始改变前的3天、4天或6天开始尝试。当开始你的新睡眠计划时，每天提前20分钟、15分钟或10分钟把宝宝放在床上准备睡觉。如果宝宝有午睡的习惯，午睡也要这么做。如果不午睡了，继续采用针对小睡的"睡觉时间间隔90分钟"法。根据你的调整幅度，可能会需要3天、4天或6天才能完成1小时的调整。

时钟倒退

• 根据你选择的调整幅度，你可以从开始变化前的3天、4天或6天开始尝试。当开始你的新睡眠计划时，每天提前20分钟、15分钟或10分钟把宝宝放在床上准备睡觉。可能需要3天、4天或6天才能完成1小时的调整，这取决于你的调整幅度。

3.记住睡眠习惯和睡眠环境的关系。确保晚上睡觉和白天午睡习惯都在按照计划执行，且是事先和宝宝商量好的。之前所付出的努力和坚持，这个时候都会表现出来，这些都能帮助宝宝适应新时间。同时，宝宝的房间也要非常暗，因为清晨窗帘缝洒进来的阳光和夏日傍晚落日的余晖都会增加宝宝适应新时间的难度。

旅行和时区的改变

一般来说，父母都会担心旅行会对宝宝的睡眠产生大的影响。但是你要知道，宝宝并不会觉得旅行很有压力——他们当下的生活就是去欣赏新的美景。你只要做一些改变，就能让宝宝在旅行中也保持最佳睡眠。

- 带上宝宝熟悉的床单、小玩偶、睡衣或其他东西，能让他感觉到在家里睡觉时的环境。宝宝越大，这一点就越重要。
- 用黑色塑料袋和胶带把宝宝睡觉的房间的窗户糊上。如果你们是去朋友家或亲戚家，问他们有没有什么东西能让宝宝睡觉的房间避光（深色的窗帘或能遮住窗户的毯子）。如果你们是晚上到的，那么最好在你们到达之前就把这些工作都做好。
- 带一个小推车上飞机。宝宝可能会需要你推着他在走廊里溜达才能入睡。
- 许多父母出门在外都会用便携式的婴儿床（婴儿包）作为宝宝睡觉的床。你可以在家里准备一个便携式婴儿床，甚至也可以提前用一两次，这样可以让宝宝熟悉这个替代他睡觉或玩的地方。

- 尽可能找一个安静的没有光的地方让宝宝睡觉。有位妈妈曾经跟我们说，她把宝宝的床放在宾馆的壁橱里，结果宝宝比以往任何时候都睡得好！你也可以把宝宝的床放在大的浴室里（但要保证这些空间空气清新）。

- 保持你的好奇心，给宝宝一些空间。旅行途中睡眠倒退是正常现象，所以你要准备好使用睡眠波法，如有必要，回到家以后也要继续用。我们见到的最大的错误就是旅行途中过多地帮助宝宝，回到家之后还继续为他做这做那。

- 旅行途中是否应该使用睡眠波法，需要你自己判断。如果他哭了，你可以用5分钟查看法。虽然你希望他独立睡觉，但在他做到之前可能仍需要一些时间去熟悉新环境。你可以在他的房间里陪他多玩一会儿。如果宝宝超过2岁了，你还可以使用反向睡眠波法。

时区的变化

- 如果旅行时间在一周之内，你完全不需要给宝宝调整新的时间。例如你从加利福尼亚出发到纽约旅游，宝宝的生物钟就会告诉他纽约时间晚上10点就是他平常睡觉的晚上7点。如果你也适应，而且旅行时间短，你就可以按照那个点让他睡觉。用被子、遮光布或者黑色袋子把窗户遮上，防止清晨的光线直接照射进来。

- 如果旅行时间比较长，时区变化又比较大，就要进行逐渐调整，以让宝宝适应新的时间。一般来说，宝宝对重大变化和每个小时时差变化的适应不像我们那么迅速。对于长时间的旅行，我们都会给自己时间去调整，更何况是宝宝。但是，只要一回到家，就应当立刻回到正常的作息时间。

多个孩子同睡或睡得很近

如果你家有多个宝宝，如何用睡眠波法

如果你用的是睡眠波法，而且家里有多个孩子同睡或睡得很近，就会带来一些新的问题。

如果你的孩子们都睡在同一个房间，你想对其中的一个或两个孩子进行睡眠习惯调节，可以暂时把他们转移到一个新的地方睡觉。假设你家里有两个卧室，你有一个3岁大的宝宝和一个7个月大的宝宝，如果你想让7个月大的宝宝睡觉但不吵到大宝宝，下面的这些方法会为你提供帮助：

- 当使用睡眠波法时，暂时把大一点的宝宝挪到你的房间，这样小宝宝就能在他自己的房间里学会整晚独立入睡。你可以把大一点的宝宝放在你房间地板的床垫上。等小宝宝能自己睡好时，再把大一点的宝宝挪回原来的房间。你必须要确保他知道（时不时地提醒他，甚至可以在日历上粗略地标出来！）这只是暂时的行为，他最终还是要回到他自己的房间入睡的。

- 使用睡眠波时，把宝宝放在房间的其他地方。我们看到很多家庭用了很多方法，例如，用改装的步入式衣帽间（确保宝宝头上的衣帽架上

没有东西会掉下来），在父母的卧室用屏风隔开空间，或者临时把宝宝放在走廊里或者大的浴室里。当然，这些方法都不是最佳的，但仍然有助于他练习自我安抚，当你把两个宝宝重新放回到一起时，他们会比以前睡得更好。

如果你有多个宝宝，但家里没有多余的卧室，在解决睡眠问题的时候，也可以选择在家里的其他地方，例如一个大的壁橱或用屏风隔开的卧室或客厅。当你用睡眠波时，尽量保证宝宝和父母分开，这样效果会好一些，因为大多数4~5个月大的宝宝只要在父母的身边就很活跃。父母和宝宝在同一个房间会使得宝宝学习新的睡眠模式（以前是父母帮他，现在是宝宝自我安抚）更困难。

如果你担心宝宝的哭闹会影响到其他宝宝，可以提前和他们解释清楚。

家有多个宝宝的睡眠技巧

当你有一个小宝宝和一个大一点的宝宝时，睡前会尤为困难，不知道怎样做才能满足所有宝宝的需求。晚饭到睡觉这一段时间的挑战性通常最大——一天当中，这个时候感觉最混乱，有压力，甚至精疲力尽，这都是正常的。

最开始，其中一个宝宝会觉得受到不公平的对待——要么是你全部的时间都用来照顾小宝宝而忽略了大一点的宝宝，要么就是大一点的宝宝睡眠习惯很固定，你感觉到小宝宝的睡眠习惯不规律，很难平衡两个宝宝的需求。最开始，你可能不得不精简小宝宝的日常习惯，带着他照顾大一点的宝宝。到他6~7个月大的时候，你或多或少就可以同时实行两个宝宝的睡眠计划了。令我们高兴的是，事实上，小宝宝和大一点的宝宝都能适应同一睡眠时间，例如晚上7点半左右入睡。

小宝宝和大一点的宝宝执行同一睡眠计划的实例

- 如果你能保证安全，可以同时安抚两个宝宝（应付不过来的话，就可以先安抚一个宝宝，再在其他时间安抚另一个宝宝）。
- 给两个宝宝都换上睡衣。
- 给小宝宝喂奶的时候，让大一点的宝宝在床上看书（如果很难做到，就定一个睡眠时间表，以便大一点的宝宝能完全知道这个时间安排，同时也要多多鼓励他）。如果是小幼儿，你可以给他一个有趣的玩具让他安静下来。
- 把小宝宝带到他的房间，给他唱歌，把他放在床上。
- 再回到大一点的宝宝身边，接着给他讲故事，亲吻他，和他道晚安。

案例

海瑟：在我儿子还小的时候，他的睡眠习惯包括长时间认真洗个澡，婴儿抚触，念几本书，唱几首儿歌。但是当女儿出生后，我们就没有时间给她那么高规格的睡眠安排了。我会让她和哥哥一起洗澡，给她换上睡衣，喂奶，唱一首儿歌，然后把她放到婴儿床上。令人惊奇的是，有一天晚上我注意到，每次我进到她的房间，只是转动门把手，并轻轻地对他们说"晚安"的时候，她就开始打哈欠——每天晚上都是如此，像接受命令一样！

甚至有一天晚上，当我爸爸从这走过时，我让他走进去试了试。果然，她又开始打哈欠了。他简直不敢相信眼前所发生的这一切。她的"睡眠习惯"就是我走进房间，用平静的语调说同样的话，转动门把手，把风扇打开，拉上房间的窗帘。你不需要把睡眠计划定得多么花哨，只要坚持下去，睡眠习惯就会变得很强大。

能让全家都记住睡眠计划的小技巧

1.计划，计划，还是计划。要想让睡眠习惯平稳进行，且有预见性，关键是要计划好。每晚在同一时间开始你们的睡眠计划，坚持下去——这对宝宝的生物钟大有好处，同时也能让所有家庭成员都明确知道每天晚上该做什么，你也可以做一张表或一份清单。新生儿午睡和晚上睡觉的时间非常不固定，但是一旦宝宝的睡眠时间规律了，你们的睡眠习惯也就固定了。把大一点的宝宝的睡眠习惯做成带照片的图标会很有用。

2.运用你的创造力，让小宝宝变成帮手参与进来。应对睡眠有很多方法，这取决于宝宝的年龄、性格和谁在你旁边帮忙。如果在实行睡眠计划期间，你的爱人在你旁边，你们可以各自带一个宝宝分别执行他们的睡眠计划。如果你是自己一个人，就可以在宝宝的游戏区里放一些新奇的玩具或纸箱，把小宝宝放下（可以放在游戏毯或弹簧椅上），然后从浴盆里把大一点的宝宝抱出来给他穿上睡衣。你可以一边给小宝宝穿衣服、喂奶，一边给大一点的宝宝念书、唱儿歌，和他道晚安。或者你也可以让大一点的宝宝"帮助"你轻轻地为小宝宝唱最后一首儿歌并道晚安（大多数宝宝都会喜欢这种做法，但是在小宝宝执行睡眠计划期间他们必须保持轻声安静）。按照这种方法，让宝宝们准备好执行接下来的步骤。

这看起来似乎是最简单的解决方法。尽量不要让宝宝在这个时间看电视或其他电子产品。要知道，成为有能力的、重要的、不可或缺的家庭成员之一是宝宝最基本的需求，这和他们希望别人满足自己的需求一样，能让他们有机会训练自己的思维能力，使他们变得更有耐心、保持好奇心——想一想，"如果我们不打开电视会发生什么？"你可能会对宝宝超强的应变能力感到吃惊。

3. 宝宝对你的情绪状态很敏感。照顾好你自己的情绪，以便你能平静地陪宝宝。早点儿开始你的睡眠计划可以让你不那么着急，把灯调暗，放点音乐，还可以增加一些你喜欢的步骤，例如，晚饭后一起在小区里散步。你甚至还可以创造一些新模式来开始睡眠计划——和宝宝一起做深呼吸。随着宝宝逐渐长大，你还可以设计一些既让人感到亲切又让人印象深刻的睡眠计划。你甚至会发现自己开始期待每天的睡眠计划。

家有双胞胎或更多宝宝

我们许多人在看到有父母带着他们的双胞胎婴儿时，下巴都要掉下来了。一个宝宝都这么难应付了，很难想象有两个宝宝会是什么样子。你如何调整双胞胎宝宝的睡眠取决于以下几个方面。

（1）他们是同卵双胞胎还是异卵双胞胎？

（2）外界对你的帮助有多少？

（3）你的爱人晚上能不能喂宝宝？

时间安排准则

两个宝宝一起喂哺一起午睡。这与按需喂哺以及新生儿睡眠时间不固定的安排方法形成了鲜明对照。

1.一起吃奶。在白天和夜晚同时吃奶的两个孩子，晚上也很可能在同一时间睡觉。如果你喂母乳，且比较熟练，就可以同时喂两个宝宝，你可以采用足球抱法（这不光需要耐心，还得多练习）。另一种方法是一边喂这个宝宝母乳，一边喂那个宝宝奶瓶，也可以同时喂两个宝宝奶瓶。当然，理想状态下，你应该有个帮手帮忙抱着其中一个宝宝，你喂另一个宝宝。

2.同时午睡。在同一时间把两个宝宝放下午睡。同卵双胞胎比异卵双胞胎更容易配合时间安排。无论是同卵双胞胎还是异卵双胞胎，随着他们慢慢长大，越来越成熟，如果你能保证有节奏的规律性，他们就能在同一时间午睡，这样你就能获得宝贵的休息时间，让你在下一轮"战斗"开始之前养精蓄锐。

3.叫醒宝宝？我们基本上不建议叫醒宝宝，但是许多双胞胎父母发誓说，你必须打破这个规则来使上面提到的睡眠时间保持协调。用这种方法，无论哪个宝宝在午睡结束时还在睡都得被叫醒，以便于两个宝宝都能准备好睡下一觉或晚上同时睡觉。这同样适用于早晨。为了确保上午第一次小睡能按时进行，许多双胞胎父母都在固定的时间叫醒他们的宝宝，比如早上6~7点之间。但是理想状态是让他们至少睡够11小时，然后再把他们叫醒。

案例

一位双胞胎专家兼双胞胎母亲的讲述

莫利：尽管这看起来似乎相当困难，完全无法想象，但大多数双胞胎父母还是能让两个宝宝的作息时间保持一致，并能让他们养成同样的习惯，知道接下来要做什么。我们没按这条规则去做。查理的睡眠比较好，我们就让他多睡一会儿，以便我们能和威尔有一些独处的时间。除此之外，应对一个吵闹的孩子要比应对两个吵闹的孩子容易很多！我的两个宝宝5岁了，在他们还小的时候我就终止了一切室外活动。我无法表达出我的感受，太难了。我能说的就是尽可能借助一些外力吧！

婴儿床要准备一张还是两张

睡眠安全建议上说3~4个月大的新生儿应该睡在父母的房间，同床或放在婴儿床上都可以。不要用摇篮，因为双胞胎躺得太近，体温会过热。双胞胎可以并排仰卧在同一张婴儿床上，直到其中一个会爬或能来回活动。出于对安全的考虑，当他们会爬的时候就要转移到单独的婴儿床上了，最好让他们互相能看到，能听到彼此"说话"，这样做能起到安抚的作用。你可能担心他们会互相干扰，但是双胞胎有一种神秘的调节方式，尽管他们会反复地醒，反复地哭，但并不会互相干扰。

睡眠会变好吗

双胞胎因为早产，睡眠发育会相对滞后。请放心，你可以慢慢放手，让宝宝进行自我安抚，直到他们能独立入睡。应对双胞胎宝宝的睡眠跟应对一个宝宝是一样的，关键是你要观察宝宝自己能做什么，而不是什么都帮他们做。只要父母不断激励他们坚持睡眠习惯，他们就一定能睡好。

双胞胎可以用睡眠波吗

完全可以！如果你的双胞胎宝宝5个月或更大一点时（早产儿的时间得做调整，跟这个不太一样）还不能自己独立入睡，睡眠波就是你通往成功的门票。假设你计划让两个宝宝睡在同一个房间，大多数情况下，实行睡眠波时要暂时把两个宝宝分开。等他们两个都能独立入睡了，再把他们放回到同一个房间。

我们发现，有些父母在分开双胞胎时想出了一些很有创意的解决办法：在客厅的屏风后面、走廊里、大浴室里或者壁橱里放一张婴儿床，而另一张婴儿床就放在卧室里。也可以尝试在同一个房间里对两个宝宝同时实行睡眠波，尤其是当两个宝宝互相不干扰，能很快独立入睡的时候。如果你发现他们互相干扰严重，就把他们放到不同的房间里待上几个晚上。

何时停止使用时间表

一些父母，尤其是异卵双胞胎的父母，喜欢按照宝宝吃奶和睡眠时间来确定停止使用时间表的时间。在这种情况下，通常都是一个宝宝要比另一个宝宝睡得好，睡眠时间也长一些。其好处是父母有更多的机会关照每个宝宝。如果家里有保姆或其他家庭成员和你在一起，这种方法就比较容易实行，因为你们可以同时进行。

案例

双胞胎不同的发展进程

吉尔(一对异卵双胞胎的母亲)：在最初的几个月里，我的女儿海登要比她妹妹罗根睡得好。于是我丈夫和我每天晚上各带一个宝宝，我们还定期换着带，这样我们每个人晚上都能睡得好，宝宝们能够向我们展示她们不同的睡眠发展情况。如果没有我丈夫在我身边，这种做法根本实现不了。

召唤你的帮手

如果让双胞胎或孩子的父母提一些要求，那一定是想得到更多的帮助！不管是你的爱人、雇佣的保姆、宝宝的奶奶（外婆），还是你的朋友，你都会时不时地向他们求助一下，让他们帮你分担一些事情，这样你才能有一些时间稍作休息。但遗憾的是，在我们的认知里，妈妈们通常认为所有的事情都应该她们自己去做。即使只有一个宝宝我们也不认为这种认知是正确的。只有你知道你需要多少帮助，需要什么样的帮助，其他人才能帮你，因此不要害怕说出你的要求，总有一些人会去帮助你的。

与护理人沟通和配合

宝宝在托儿所的睡眠

如果宝宝在幼儿园，首先要问看护他们的人通常用什么方法哄宝宝睡觉，他们的习惯和时间安排是怎样的，如果他们摇晃宝宝、喂饭或者抱着宝宝直到入睡，你需要向他们询问一下，他们是否愿意使用宝宝在家的方式。只要他们愿意去做，情况就一定会有所改观。在家和在托儿所有很多事情的做法不可避免地会有所差异，但是没关系。这两个地方是完全分开的，宝宝很快就会明白它们之间的差异。

午睡之前，托儿所的老师不可能去摇晃宝宝或者给他喂奶，但是当宝宝需要帮助才能安静下来时，他们应该给予照顾，尤其是刚上托儿所的宝宝。在托儿所睡觉睡眠质量高的原因是宝宝睡眠习惯固定，他知道应该如何去做，宝宝在睡觉方面不用花费太多心思，因为他们看到其他小朋友都按照固定步骤躺在床上了，他们也会跟着去做。

宝宝在托儿所的午睡安排可能会和在家里的安排不太一样。这完全不会有问题。你会看到宝宝在两种环境下游刃有余的自我安排。例如，18个月大的小宝宝在家里一天睡两觉，但是在托儿所只睡一觉也没关系（白天还会和其他小朋友一起参加活动）。当宝宝处于小睡的转换阶段（有的是三觉和两觉的转换，有的是两觉和一觉的转换），多睡或少睡一觉都没关系，他在家和在托儿所的小睡习惯最终会一致的。

与家里的其他看护人沟通合作

当解决睡眠问题时，所有看护人的做法都应当保持一致。有些育婴员为了能让宝宝不哭不闹做了很多努力：摇晃，抱着，推着婴儿车来回走，等等。他们尽力向你展示自己的敬业。但是如果宝宝正在接受睡眠波训练，你就得和育婴员沟通清楚，让他们知道在宝宝晚上该睡觉时、午睡、宝宝哭闹或醒来时，他需要做什么，这一点很重要。下面这些技巧有助于我们在家里建立起固定的睡眠波。

我们看到一种有趣的现象是，父母说他们的宝宝只要不是爸爸或妈妈陪着睡，就能在没睡着的时候躺下，而且一点儿也不费劲儿。多狡猾的小家伙！这就充分证明了我们的宝宝完全有能力自己睡觉。

- 和其他看护人解释睡眠波，让他们参与进来。也可以让他们阅读这本书中有关章节的内容，或者直接看附录里睡眠波规划部分的内容。
- 告诉他们睡眠波的步骤，或者创建一本"文字资料"让他们参考。这本文字资料包括基本步骤和你的台词（他们应该一字不差地去"表演"）。

- 确保他们能够准确地使用5分钟查看法。

- 保证他们在刚开始使用这套程序时都能找到你，以防他们需要你的解释或帮助。

- 如果宝宝对反向睡眠波的反应很好，那么就和他们分享反向睡眠波的工作原理。

重返工作岗位

无论你什么时候重返工作岗位，对你和你的宝宝来说都是巨大的生活调整。因为在白天，宝宝有很长一段时间不能和爸爸妈妈在一起，有情绪是很正常的，关键是如何调整。

在这段时间里，宝宝的睡眠很容易走下坡路。提前做好应对计划，保证已经形成的睡眠习惯能够坚持下去，你和宝宝最终都会获得高质量的睡眠。下面是一些技巧：

- 如果你计划使用睡眠波，至少要在你重返工作岗位前两周或工作一个月或更长时间后实行，而不是刚一回去工作就开始实行睡眠波。一次只有一个重大变化对全家来说就已经足够了。

- 如果你因为工作时间的原因，需要把宝宝的睡眠时间延后，那么尽量减少调整。记住，宝宝每晚至少需要11个小时的睡眠。

- 你可能发现在工作日的最后一天，你的睡眠严重不足。最好一回到家就直接进入睡眠计划。这个时间对你和宝宝来说都应该是快乐的。将灯调暗，换上舒服的睡衣，选择你最喜欢的书和音乐让身体放松下来。

- 许多妈妈选择在固定时间喂夜奶，以便能找回一点和宝宝共处的时间。喂夜奶固然很重要，尤其是在你喂母乳还要担心奶量减少的时候。但是要记住，不要增加夜里喂奶的次数。

- 如果宝宝已经能独立入睡了，尽力做好一切，不要让宝宝的睡眠回退。这一时期会有几次小波折，但是宝宝最终会向你证明他有那些能力。

单亲家庭

照看一个宝宝，即使是父母两个人一起努力，依然会焦虑不已，更别说那些独自抚养宝宝的人了。人类是社会动物，需要彼此支持才能应付一些事情。积极寻求他人的帮助可以让你和宝宝获得良好的、必要的睡眠。

- 无论是家人、朋友还是保姆，花时间让他们明白如何帮你照顾宝宝，会让你的世界从此大不相同。人人都需要"帮手"，单亲父母更需要。

- 使用这本书所讲述的睡眠技巧，会保证你有充足的时间和能量，这对你来说很重要。在生完宝宝最初的几个月里，你可能会失眠，尽快让你的睡眠回到正常轨道对你很有益处。

- 所有看护人都要坚持同一个睡眠习惯。随时联系这些看护人，确保他们对宝宝的应对模式和你是一样的，这有助于让宝宝获得安全感，知道接下来要做什么，还能保证他的睡眠不倒退。如果（外）祖母摇晃他睡觉，保姆喂他直到他睡着，你再想在他没睡着的时候就把他放在床上让他睡觉就会变得极其困难。

- 尽管你要做的事情有很多，但是为了你自己，一周至少要挤出几段时间散散步，洗个热水澡或者和朋友喝喝咖啡。你需要一些属于自己的时间来恢复精力。

- 在你所在的区域尽力找到新手父母群。这样你不但能获得支持和理解，还能够和他们分享一些彼此都需要的育儿知识。

第七章

父母的睡眠

"我是一位母亲——我根本就没想过能好好休息。"一位有两个孩子的母亲曾经这样对我们说。我们总是能听到这样的话。这位可爱的母亲有自己的工作，有两个孩子，一个是幼儿，一个是学龄前儿童，她竭尽全力地帮助孩子们睡好，而她自己的睡眠却总是被排在最后一位，她所需要的睡眠被工作和照顾孩子压榨得所剩无几。在把宝宝们哄睡之后，她要在电脑前工作到11点半，半夜才能上床睡一会儿觉，第二天早上6点半又要起来开始一天的生活。她总是感到昏昏欲睡，工作效率也不高，没有精力健身，也不能和朋友聚会。

　　这是一个很普遍的问题。父母睡眠严重不足，但是他们自身没有意识到这一点，或许他们根本就不知道原来他们还可以改变这种现状。通常很多父母都认为睡眠不足只是暂时的，克服一下就过去了，不会永远都这样。我们还听到有父母调侃，说自己从现在开始睡上10年也不够！

父母睡眠不足会引发的风险

- 父母情绪变化比较大，精神萎靡不振。
- 存在安全风险：有37%的成年人说他们曾经在开车的时候睡着过。
- 父母的创造力变得更低，做决策更容易失误，错误率更高。
- 体重增加，患高血压病、心脏病的风险加大。

睡眠质量不好本来就不是健康生活的常态，我们要想办法去改变。当然了，在宝宝出生后的前几个月，你的睡眠确实会受到很大的影响，但是从长远角度来看，你完全能拥有一个好睡眠！大部分成年人每晚需要7~8小时的睡眠，第二天才能有最佳状态（有研究表明，只有不到5%的成年人是"短睡眠者"，他们只需要6小时或更少的睡眠）。即使缺的觉不多，后果也不容忽视，这相当于醉酒驾驶——没有人想让工作和家庭生活变成那个样子！

必须重视睡眠

睡眠会影响整个家庭的生活状态。从长远角度考虑，改变不良的睡眠习惯刻不容缓，因为它对你和宝宝的睡眠关系的影响太大了。你知道宝宝会在很多方面模仿你的行为习惯吗？在睡眠方面也不例外。如果他看到你很重视自己的睡眠（当然还有健康的饮食和健身习惯），他在无形之中就会有和你有一样的认识。

尤其是到了宝宝两岁多的时候，你不光要表现出来，还要告诉他你有多在乎自己的睡眠和健康。对此，你可以用多种方式来表达：

和宝宝谈谈睡眠。告诉宝宝成人每晚大概需要8小时睡眠时间，宝宝则需要11~12小时的睡眠时间，因为宝宝的大脑和身体发育得很快。让宝宝感觉一下睡眠不足时身体的状况，再感受一下睡眠充足时身体的状况。告诉他睡眠充足时大脑会很清醒，而睡眠不足时精神会变差。

整理好你的卧室。房间的设计要能让你自己感到愉悦，物品摆设要井然有序。跟宝宝说说你的房间有多么舒适，你有多爱这个让你安静的房间。当宝宝足够大的时候，让他自己铺床，或者你协助他来完成。

父母怎样才能睡好

我们遇见过许多睡不好觉的父母，即使他们的宝宝已经能够独立睡整夜觉了，他们依旧睡不好。对于大多数睡不好觉的父母来说，只要按照我们的建议去做，睡眠很快就会得到改善。

在这一章里，我们将解决父母最常见的睡眠问题，提供一些切实可行的建议来帮助父母调整睡眠，我们会像解决宝宝的睡眠问题那样去解决父母的睡眠问题。这一章主要针对新生儿父母的睡眠问题。

请注意：如果你已经尽力做改变了，但仍然感觉睡得不好或感到疲惫，那么不妨去看看医生，因为这可能涉及到睡眠障碍或其他的健康问题。

宝宝睡着了，但我却睡不着了

宝宝的睡眠已经开始改善了，但你仍然和没改变之前一样，精神处于高度紧张状态，时刻准备着夜里宝宝需要你时起来为他做事。大多数父母都能慢慢改变这种状况，身体调整过来之后就又能连续睡觉了。但是还有一些父母（尤其是妈妈）告诉我们，他们在夜晚对声音特别敏感，时刻准备着起床。

生活当中，我们的大脑时刻都在提醒我们宝宝可能需要我们（甚至在宝宝能睡得很好了的时候我们也会有同样的担心），这样我们的大脑就一直处于兴奋状态。保持警觉是人类进化过程中的一个很好的机制，但是这也给我们带来了很多个不眠之夜。如果你有这种情况，那就要尽全力去保护自己的睡眠，帮助自己的身体放松。为了能让自己睡得好，可以采用以下几种方式：调低或关掉婴儿监视器，这样只有在婴儿需要你时你才能听见；如果你的爱人能替你，你可以戴上耳塞；在你的房间使用白噪音或风扇；做放松练习，以改善睡眠。

父母的睡眠技巧

我们给出这些建议是为父母量身定制的。

1. 调整你的作息习惯。当你总熬夜或经常睡过头的时候，要把你的作息习惯调整成和宝宝一样确实很难，但是做到这一点会非常有用。宝宝早起的时间（不管是早上6点还是7点半）基本都是固定的，父母可以根据宝宝起床的时间调整自己的睡眠习惯。成人需要7~8小时的睡眠，因此如果你早上6点要起床，你就得在晚上10点或11点上床睡觉。

这种方法听起来计算精度挺高，但是你无法想象父母每天晚上睡觉有多晚（或者一周至少有几天晚上会晚睡），在这种情况下和宝宝一同起床，当然就会感觉非常累！记住你需要的睡眠是你实际睡觉的时间，而不是从你上床开始计算，因此如果你需要8小时睡眠，但要用

15分钟才能入睡，你就得在宝宝起床前8小时15分钟内上床。如果你不这么做，就会一点点地欠"睡眠的债"。

对睡眠时间的计算要留有余地！作为父母，你永远不知道半夜会发生什么——可能有人做噩梦了需要你，或咳嗽醒了需要你。如果你总能睡够8小时，那么偶尔因为照顾生病的宝宝只睡了6个小时也没关系。但如果你总是勉强睡足8小时或不够8小时，这样难熬的夜晚对你的伤害就会更大。

很多父母告诉我们，他们要待到很晚才睡的原因是：他们很珍惜宝宝睡了之后的那段时间——他们想和爱人共度那段时光，或者用那段时间来工作、看看电视、吃点东西或看看书。有自己的时间真的很重要，但是最好的方式是早早地将宝宝哄睡着，然后再去做这些事情。如果宝宝是晚上7点半睡觉，早上6点半起床，你就能在宝宝睡觉之后你睡觉之前为自己留出至少2小时的时间。

固定的睡眠习惯很重要。许多父母都希望在周末能补回工作日少睡的那几个小时的觉，但这不利于宝宝睡眠习惯的延续，也会让你感到更累。因此，最好是每天都在同一时间睡觉，不要总想着过后再弥补。

2. 睡前不要饮酒。你可能会觉得酒精能帮助我们入睡，我们也经常能听到这种说法，因为晚上喝酒对父母来说是一种很常见的习惯，尤其是那些照顾了宝宝一整天或忙碌于工作和家庭的父母。

的确，酒精有镇静的作用，但是晚上喝酒会干扰睡眠。睡前饮酒容易增加我们浅层睡眠的时间，还会增加后半夜醒来的次数。非快速眼动睡眠和快速眼动睡眠在酒精的作用下都会发生改变，同时体温和神经传导物质的运动也会发生改变。

酒精还会让人在第二天不那么清醒，再分出注意力去做事情（例如照顾宝宝）就会更困难，很多研究都表明了这一点。例如，飞行员在晚上6~9点之间喝了酒，14小时之后（体内已经没有酒精了），当他们在飞行模拟器上测试时还会有特别明显的影响。我们知道你倒不一定明天真的会去开飞机，但是你仍然需要保持精力！

当然，这也不是说你完全不能喝酒。只是如果你晚上喝酒了，尽管你觉得自己睡足了觉，第二天依旧会感到累。你可以做好记录，看看酒精究竟对你有多大的影响。

3. 关掉显示器。对父母睡眠影响最大的是快到睡觉时间了还在工作，浏览网页，或者用电脑、手机等电子设备聊天。大部分电子设备发出的蓝光会影响人体的生物周期节律，抑制褪黑激素的产生，让你上床睡觉变得更加困难（详见第八章）。

在线工作、收发电子邮件等，会让时间在不知不觉间过去。晚上熬夜会让人的精神一直处于工作状态，无法放松。如果你睡前读了一条让人紧张的信息、一个故事，或者被迫继续研究一个话题或从事一个项目，你会格外紧张，难以入睡。

这就是为什么我们建议至少要在睡前1小时关掉显示器。如果你在晚上10点睡觉，那么定好规矩，晚上9点，你周围所有的电器都要关机，9点之后不要查看信息、工作或浏览网页。如果你睡不着觉，也不要再碰这些电子设备——你可以读一本纸质书或使用没有背光的阅读器。

4.锻炼身体。众所周知，白天锻炼身体能改善睡眠质量。如果你锻炼身体很有规律性，那就太好了。如果你和宝宝在家，看看你能不能每天都去散散步——白天晒晒太阳对睡眠也有帮助。

5.你的睡眠习惯。成年人同样需要制定睡眠习惯！每晚的放松时间都按照同一模式进行，可以促使大脑改变现有的方式，准备进入睡眠状态。简单吃点小点心。至少在睡前几小时都不要谈论和经济有关的，或其他能给人带来压力的话题。睡前1小时关掉所有电子设备。保护好这段时间，给身体留出时间让它得到休息。

睡前日常习惯示例

晚上7点半：宝宝睡着了——太好了！

晚上9点：读一本书，蘸着蜂蜜吃一小片面包，喝点菊花茶。将室内的灯光调暗。

晚上10点：上床睡觉。如果你翻来覆去睡不着，放松，深呼吸，或进行其他专注力练习（详见附录）。

6.父母卧室的睡眠环境。我们遇见很多父母，他们在对儿童房的设计和配饰上颇费心思，但却忽略了自己的卧室。父母也需要舒适的睡眠环境。拥有一间让人感觉热情大方的、赏心悦目的、心情平静的卧室会有助于睡眠。卧室的布置要保证做到下面这几点：

• 有舒适的床垫、枕头和床单，在购买之前每一个都去试验，看是否舒适。

• 室内空气凉爽清新（条件允许的情况下，白天要开窗）。

• 安装遮光帘，不要让清晨的太阳光直接照射进来。

• 室内环境要保持安静，不要放成堆的文件、电脑、跑步机（是的，我们遇见过卧室里面什么都有的情况！)、账单或其他和工作有关的材料。

尽管很多没有睡眠问题的家庭都在卧室里放了电视，我们仍然不建议这样做。卧室里放电视会让你熬夜到很晚，或者看着看着就睡着了，醒了之后再去关电视，这样睡眠就被打断了。你可以自己评估一下，对你们夫妻二人而言，卧室内放电视是否会破坏你的睡眠。

7. 夫妻二人轮流周末晚起床。最好工作日和周末的睡眠安排保持一致。但是如果父母这一周有很多"睡眠不足"的情况，在周末的早晨补一下觉倒也无妨，一个安排在周六早上（哪怕只有1个小时），另一个安排在周日早上，这种方式比较好。

8. 巧妙地安排午睡。午睡的优缺点很明显，因此你得自己去评估午睡对你到底起怎样的作用。如果白天你很累，午睡能让你快速恢复精力，尤其在你的宝宝还很小的时候。最好的午睡是时间短、睡得早（午睡睡得太晚会干扰晚上睡觉）。如果你晚上就睡6个小时，坚持白天午睡是非常有必要的。但是如果你白天午睡，会让晚上更难入睡，那就尽量不要午睡了。在这种情况下，午睡会消除"睡眠驱动力"（详见第八章），使得你上床睡觉的时间更晚，晚上一直得不到充足的睡眠。即使傍晚在沙发上打个10分钟的盹儿，也会使入睡更难。这时，只要晚上早点上床睡觉就可以了。

由于人类天生的生物周期节律，白天每个人都有一个能量低的时间点（通常在午后2~3点之间）。这个时间前后，很多成年人都会感到昏昏欲睡——这是生物周期节律两个能量峰值之间的间歇期。在这个时间点之后，困意逐渐消失（即使你不午睡，也不会困），到晚上你又会变得精力充沛了。

第八章

什么是睡眠

睡觉，安安静静地睡觉，长时间健康的午睡——所有这些都深深地刻在宝宝的生物钟里。当你了解了睡眠的原理，就能在宝宝各个年龄段帮他睡得更好。

在本章，我们将带你们了解睡眠的基本知识，让你们能够：

1. 理解睡眠的深层原理。

2. 用所获得的知识为宝宝制定睡眠计划，改善午睡和夜里的睡眠质量。

正如语言和运动技巧一样，宝宝在出生后的前几年，睡眠机制就会快速形成。新生儿的睡眠和大一点的宝宝的睡眠明显不一样，学龄前儿童的睡眠和幼儿也不一样……依此类推。随着宝宝的成长，他的睡眠模式和生理机能都会改变——知道大脑和身体会发生什么变化有助于你更好地支持他的睡眠发展。

调节睡眠的两个过程

你可能会注意到，新生儿全天都处于一会儿睡一会儿醒的状态，完全没有规律。由睡到醒再到睡的转换是由大脑控制的，无论白天黑夜。

随着宝宝的成长，对他的睡眠起调节作用的过程有以下两个（在他以后的人生当中，会继续调节他的睡眠）：自体调节睡眠驱动力系统和昼夜系统。睡眠驱动力就像是一种压力，清醒的时候压力变大，睡觉的时候压力释放。昼夜系统由内部驱动节律构成，长度大概是24小时。你会看到这两种系统如何对宝宝的睡觉时间产生作用和影响，以及当两种系统协调作用的时候，最好的睡眠如何发生。

自体调节睡眠驱动力

自体调节睡眠驱动力很容易理解：你醒的时间越长，睡眠的驱动力就越大。对成年人来说，当清醒时间达到一天时，睡眠驱动力就会开始让我们昏昏欲睡，然后我们自然就会睡着（或者你晚上睡眠不足，睡眠驱动力可能会对你的午睡产生强烈的影响）。宝宝和儿童的睡眠驱动力很强，很快就能建立起来。睡眠驱动力对宝宝的午睡习惯有很大的影响，因为宝宝可以在很短的时间内建立起睡眠驱动力，如果他们午睡没睡好，就会容易暴躁，学东西也不那么快，还会排斥睡觉。午睡有助于缓解这种压力。

这就是为什么很多时候小宝宝醒了60~90分钟，幼儿醒了2~3小时就又该睡觉了的原因。有时小宝宝能连续睡12小时，醒了60分钟后又接着睡，很多父母都对此感到惊讶不已。宝宝即使晚上睡得很好，白天到点了，睡眠驱动力也会迅速建立起来。

实用的外力因素

- 宝宝需要睡一觉又一觉，不要对此感到奇怪——婴幼儿睡眠驱动力的建立速度非常快。要明确地知道宝宝在两觉之间清醒的最佳时长是多少，一般白天每隔90分钟就要把宝宝放在床上让他睡觉。

- 短暂的午睡（10分钟或不到10分钟）也会降低睡眠驱动力。尤其是当宝宝在汽车或手推车里睡着了的时候，要格外注意——这样的话，在正常的午睡时间让他睡觉会非常难，因为睡眠驱动力已经被释放了。幼儿或大一点的孩子在下午晚些时候即使睡的时间不长，晚上入睡也会很困难。

- 午睡对宝宝很重要，至少要持续到学前班前后，从某种程度上讲，会出现这种情况是因为宝宝的睡眠驱动力很强。如果宝宝不午睡，他的情绪调节能力、学习能力和创造性思维能力都会有所下降。

生物周期节律和生物钟

那么，是不是说如果睡眠驱动力一直单独工作，就会让人在整个白天感到越来越困呢？事实并非如此。这种情况下，调节宝宝（和你的）睡眠的另一个系统开始以强大的生物钟的方式在大脑里安营扎寨。这个钟就像是生物起搏器，可以控制生物周期节律（周期大概是24小时），使我们看到白天黑夜，或者光明与黑暗模式的转变。这个钟的类型和早起太阳光照进来，小鸟歌唱叫我们起床是一样的。

生物钟全天24小时都在向我们发送信号，影响我们睡与醒的模式以及其他生物进程。夜幕降临时，人的体温开始下降，使人昏昏欲睡的褪黑素的分泌量开始上升，促使我们睡觉。快到早晨的时候，使人活跃的皮质醇含量开始增加。生物钟每时每刻都在用激活信号和睡眠驱动对抗（因此你并不会感觉越来越困）。身体每天会有两个敏感高峰期，一个在早上，另一个在傍晚。在这两个高峰期中间，通常是下午3点左右，很多成年人都会感到有点困。这个时间通常也是宝宝睡午觉的时间。在午睡时间，来自昼夜系统的提示信号退出，睡眠驱动力开始接班，直到晚上，睡眠驱动力没有那么强的时候，昼夜系统才会帮助我们入睡。

早上宝宝起床——感受第一缕阳光，吃早餐，玩耍——这就像是按了一下生物钟上的"开始"键一样。接下来他什么时候困，什么时候睡第一觉，晚上什么时候准备睡觉，都会受这个开始键的影响。宝宝的节律也受规律性的影响，每天晚上在同一时间睡觉，每天早上在同一时间起床，每天午睡的时间大体也是固定的，这能让昼夜系统同步，有助于宝宝在适当的时间保持精力充沛，在适当的时间昏昏欲睡。

宝宝在什么时间活跃，在什么时间困乏

昼夜系统能让宝宝本能地在一天的不同时间里精力充沛或昏昏欲睡。有趣的是，睡眠驱动力在早晨宝宝醒来的时候特别高，接下来几小时仍然会特别高（例如，对一个早晨6点醒来的宝宝来说，早上6~9点之间睡眠驱动力最强），我们称之为昼夜睡眠保持区，这就是婴儿和小孩刚醒不久又要睡觉的原因。

在一天的最后阶段，还有一个清醒保持区，也称为睡眠"禁区"，就

是宝宝正常睡眠时间的前几小时。这是恢复精力的时段，会让宝宝更清醒（昼夜系统抵消自体调节睡眠驱动力）。如果宝宝下午的时候困了，但快要吃晚饭的时候又奇迹般地清醒过来了，就表明昼夜系统战胜了睡眠驱动力，进入了睡眠禁区。如果宝宝的睡眠习惯固定，睡眠安排也很合理，灯光也被调暗，他的昼夜系统就会撤销提示信号，让他在该睡觉的时候感到困乏。由于昼夜系统在睡前几小时开始打压驱动力系统，这可能就是宝宝能在一天的最后阶段保持清醒的时间比较长的原因。相应地，他们下午晚些时候睡觉的时间往往都比较短。

生物钟是精确的，但是它并不能坚持24小时（成年人生物钟的平均长度是24.2小时）。因此，我们每天都得重新设置，白天接触阳光，晚上接触黑暗，这个过程被称为"生物的周期转换"。由于季节变化（4月叫醒你的阳光，可能在5月就变成了午后的落日），每天的长度是不一样的，所以在某种程度上，生物钟也要保持灵活，这就是为什么生物钟在建立起来之后还应该能够根据外部的信号随时调整。当需要固定睡眠模式的时候，外界信号的干扰很重要，同时，当外部提示（夜晚的光、其他家庭成员的活动，等等）发生改变的时候，睡眠习惯也会发生改变。

生物钟在什么时候形成

在妊娠中期的某个时间，胎儿就会初步形成昼夜系统，并能显示每天的节律（例如在心率和活动技能方面）。这多亏了母体激素（例如皮质醇和褪黑激素）发出的信号，而不是宝宝自身生物钟的作用。

宝宝刚来到这个世界上（不再受母体激素的影响）的时候，是分不清白天和黑夜的，这时，新生儿自身的昼夜系统还未发育成熟。刚出生的宝宝往往睡了醒，醒了睡，没有什么白天和黑夜的概念，这时他们的睡眠往往是不连续的。但是从宝宝出生开始，他的昼夜节律感觉逐渐持续发展（有研究表明即使是新生儿，他们的昼夜系统对光也特别敏感）。大概到6周左右，婴儿夜晚的褪黑激素开始增长，这时，大多数宝宝白天比晚上活跃，白天醒的时间也要比晚上长。

到了2~3个月左右，宝宝睡觉和清醒的节律就会更明显，他们本能的睡觉时间或多或少开始和日落联系在一起（这就是我们鼓励你早早地把宝宝放在床上的原因）。现在他们的核心体温开始有昼夜模式了——晚上体温低是睡眠的自然组成部分。所有这些因素都对睡眠的发展有好处。随着时间推移，宝宝会在晚上继续巩固睡眠，这样白天清醒的时间就会越来越长。

人造光，电子设备与睡眠

现代的生活环境其实是不太适合睡眠的——到了晚上，虽然身体本能地想睡觉，但是各种人造光会让我们保持清醒，继续做很多事情。

当我们感到困倦想要睡觉的时候，褪黑激素会不断增加，但是光能抑制褪黑激素的分泌。特别是短波长光（蓝光或许多电子屏幕发出的光），对睡眠的破坏力最大——有研究表明这种光能抑制褪黑激素的分泌，推迟入睡的时间。如果睡前几小时家里的灯光比较亮，或有家人在使用有显示器的电子设备，你就更难有睡意了。人造光对各个年龄段人群的睡眠都有影响。

实用的外力因素

- 你不能奢求宝宝的生物周期节律会快速发展。养成规律的睡眠习惯需要时间（大概用4~6个月）。宝宝的神经系统天生就是成熟的，因此你可以让他在白天间接地接触阳光，在晚上将灯光调暗，减少活动，帮助他养成睡眠习惯。

- 宝宝对光线特别敏感。可以利用这一点来帮助他固定生物钟，保证每天早晨基本在同一时间起床，白天基本在同一时间午睡，晚上基本在同一时间上床睡觉。

- 白天要走出屋子，锻炼身体。

- 晚上要控制人造光，降低宝宝的生物钟发生混乱的可能性，不抑制褪黑激素的分泌。睡前60分钟将室内的灯光调暗，睡前不要让宝宝玩电子产品，也不要在宝宝的房间里放电子产品。如果有小夜灯，确保灯光是暗的，并安装红色灯泡（红光对生物周期节律的作用不会很强）。晚上关闭卫生间的灯，用小夜灯代替卫生间的照明灯。

- 早早地把宝宝放在床上——这种方式在宝宝出生时就固定了。

- 安遮光帘，不要让清晨的阳光直接照射进来。

睡眠周期，快速眼动睡眠与非快速眼动睡眠

你以前可能听说过快速眼动睡眠和非快速眼动睡眠。要知道宝宝发展到这些睡眠阶段需要时间。在3~4岁的时候，宝宝的"睡眠结构"就和成年人的睡眠结构很相似了（详见下面对成年人睡眠周期的描述）。

宝宝睡觉的时候，他们的运动过程被描述成主动睡眠和静态睡眠两个阶段。

- **主动睡眠（快速眼动睡眠）**。在这个过程中，宝宝的身体会动，会发出声音，还会做各种表情。
- **静态睡眠（非快速眼动睡眠）**。在静态睡眠过程中，宝宝呼吸匀称，身体不动。这是深层睡眠。成熟的非快速眼动睡眠分为几个不同的阶段，但是大体上需要6~8个月的时间才能完成。

宝宝的睡眠是主动睡眠

大约50%的新生儿的睡眠是主动睡眠，小宝宝直接就能进入主动睡眠（儿童和成年人要经过非快速眼动睡眠才能进入快速眼动睡眠阶段）。这就是宝宝在你腿上睡着了，你还能感觉到他的眼睛在动，脸上还有奇怪的表情，胳膊和腿在抽动的原因——处在这种睡眠状态的宝宝很容易被唤醒。对成年人来说，在快速眼动睡眠期间，肌肉运动会被抑制，但是完全自动

控制的能力需要发展。在宝宝进入到安静睡眠或深层睡眠之前，主动睡眠能持续20分钟左右。之后，主动睡眠（快速眼动睡眠）逐渐减少，到3岁左右，仅占睡眠总量的20%（和成年人是一样的）。

宝宝的睡眠周期比较短

婴儿的睡眠周期大约为60分钟——直到学龄前后才能达到和成年人一样的90分钟。

宝宝睡觉的时候会发出各种声音

有没有听到房间里有小恐龙的声音？在主动睡眠（快速眼动睡眠）阶段，新生儿的身体不固定，还会发出各种有趣的声音，身体会本能地抽动，胳膊和腿也都能动，呼吸不匀称。有时，这会让父母感到很奇怪，也会很担心，其实宝宝夜里发出各种声音是很正常的事，很重要的一点是，宝宝发出声音不总代表他需要你的帮助，实际上，学会分辨夜里宝宝发出的各种声音对发展他的自我安抚能力非常重要。如果宝宝睡觉的时候经常发出鼾声、喘息声或哼哼声，那么就要把这些重要的信息告诉儿科医生，以便帮助医生排除睡眠呼吸暂停征等睡眠障碍。

宝宝做梦吗？

宝宝的快速眼动睡眠时间比较长（大一点的宝宝和成年人在这一睡眠阶段会做梦）。新生儿每天要睡16个小时左右，大约有50%的时间处于快速眼动睡眠时期——因此做梦的可能性非常大！有些人认为宝宝的梦境比较简单（比如狗叫，快跑，奶嘴之类的）。有些人认为梦境会随着宝宝大脑的成熟不断发展，宝宝越大，梦境就会越复杂，并且开始有自己的思想感情。

你知道吗？

所有的生物都需要睡觉，我们已经形成了自己的方式，并适应了这种最好的睡眠方式。一群鸭子在睡觉，最外面那些鸭子的大脑却只有一半在睡觉，因为他们要为其他的鸭子警戒。众所周知，海豚和鲸鱼也能让一半大脑处于睡眠状态。

关于睡眠

成年人要经历的四个睡眠阶段：

第一阶段：闭上眼睛，处于半睡半醒状态。这个阶段最容易醒——如果醒了，你可能根本就不知道你曾睡着过。有时人们会有向下的感觉（被称为"肌跃症"或"睡惊"）。

第二阶段：浅层睡眠阶段。在这一阶段，你的心率开始减慢，体温开始下降。

第三阶段：慢波睡眠阶段。现在你进入了深层睡眠，你的血压和心率都开始下降，呼吸也开始变得缓慢。这时候不太容易把你叫醒。大部分的深度睡眠都发生在前半夜。

第四阶段：快速眼动睡眠阶段。大概在入睡90分钟之后，大脑开始变得主动，但是随意肌（受躯体神经系统直接控制可随意运动的肌肉）的运动却停止了。脑电波要比非眼动睡眠期转得快，但不规律，眼球在眼皮下来回转动。大多数人都是在快速眼动睡眠阶段做梦的。

附录 A

建立宝宝的睡眠计划表

利用这些信息作为参考，来建立宝宝（或孩子）的睡眠计划表

1.睡眠需求

年龄	小睡	每天总的小睡时长	每天总的夜晚睡觉时长	24小时内的睡觉时长
0~4周	频繁的，多次的	7~9h	7~9h	16~18h
1~2个月	3~5h	5~7h	8~10h	15~16h
3~5个月	3~4h	3~5h	9.5~12h	14~15h
6~8个月	3h	3~4h	10~12h	14~15h
9~11个月	2h	2.5~4h	11~12h	14~15h
12~15个月	2h	2~3.5h	11~12h	13~15h
16~23个月	1~2h	1~2h	11~12h	12~14h
2~3岁	1h	1~2h	11h	12~13h
3~4岁	0~1h	0~0.5h	11~11.5h	11~13h
4~6岁	0	0	10.5~12h	10.5~12h

2.我的宝宝每天的小睡次数到底应该是多少

5个月大的宝宝：每天3次（如果宝宝只是打瞌睡，那么他每天的小睡

次数至少应该是4次）

　　　9个月大的宝宝：每天2次

　　　15~20个月大的宝宝：每天1次

　　　3~5岁的宝宝：大部分宝宝到这个时候就不再小睡了

3.睡眠时的清醒时段

　　可以让他们保持清醒的、最佳的时间建立在宝宝的睡眠驱动力上。

5~6个月	1.5~2.5小时（有时下午的清醒时段可能会持续3个小时）
9个月	3~3.5小时
15~20个月	4~5小时（具体应根据每次小睡的时长来判断）

4.小睡时间表实例

0~5或0~6个月大的宝宝

（利用清醒时间）

6~9个月（3次小睡）

	例1	例2
睡觉时间	晚上7:00	晚上7:30
醒来的时间	早上6:00	早上6:30
第一次小睡	早上7:30	早上8:30
第二次小睡	下午12：00	下午12:30
第三次小睡	下午3:00	下午3:30

9~15或9~20个月大（2次小睡）

	例1	例2
睡觉时间	晚上7:00	晚上7:30
醒来的时间	早上6:00	早上6:30
第一次小睡	早上9:00	早上9:30
第二次小睡	下午2:00	下午2:30

15~20个月至2~3岁（1次小睡）

	例1	例2
睡觉时间	晚上7:00	晚上7:30
醒来的时间	早上6:00	早上6:30
小睡	早上11：:30	下午12：30

3~5岁（1次小睡）

	例1	例2
睡觉时间	晚上7:00	晚上7:30
醒来的时间	早上6:00	早上7:00
小睡	早上12：:30	下午1:00

附录 B

睡眠进度表

在这个表中记录宝宝上床睡觉的时间、晚上每次醒来的时间、每次喂食的时间（包括母乳喂养和奶瓶喂养）、利用睡眠波法时宝宝反抗和哭泣的持续时间，以及结果（例如宝宝自我安抚并睡着）。如果你能坚持检查，随着时间的推移，一定会有所进步。从第一天的入睡时间开始，过渡到第二天的小睡时间，你在正确的方向上努力前行。

第一天晚上

项目	时间	喂奶量（是否合适）	抵触过程	结果/标注
睡觉时间				
夜里第一次醒				
夜里第二次醒				
夜里第三次醒				
夜里第四次醒				
夜里第五次醒				
早上起床				

第二天白天

项目	时间	抵触过程	结果/标注
第一次小睡			
第二次小睡			
地三次小睡			

第二天晚上

项目	时间	喂奶量（是否合适）	抵触过程	结果/标注
睡觉时间				
夜里第一次醒				
夜里第二次醒				
夜里第三次醒				
夜里第四次醒				
夜里第五次醒				
早上起床				

附录C

睡眠波计划

你可以在这里记录你的睡眠计划。

当前的睡眠计划

晚上的时间轴：包括醒来、喂食、喂奶时长和喂奶量。

晚上睡觉   早上醒来

白天的时间轴：包括小睡和喂食

早上醒来   晚上睡觉

新的睡眠计划

晚上睡觉时间	早上起床时间	小睡	小睡	小睡

对5~6个月以下的宝宝来说，要想知道该什么时候小睡，可以对清醒时

间加以利用，这样就不需要整天都对着睡眠计划表了。

健康的睡眠习惯

新的就寝日程

_____

_____

新的小睡日程

_____

_____

睡眠关系

有用的	无用的
奶嘴或手指	喂奶
小玩偶	弹跳和摇晃
俯卧时间和翻滚	骑车或小推车
白噪音	其他
其他	

宝宝如何入睡?

_____

_____

_____

_____

宝宝在哪里入睡?

_____

_____

卧室环境检查清单:是否足够暗?是否凉爽?是否舒适?床垫、设备、小玩偶是否齐全?有没有流通的空气以及白噪音?

父母的目标

_____

_____

能够作用于晚上睡觉和白天小睡,且能连续使用的睡眠波剧本

_____

奶瓶喂奶——每隔一晚减少30秒或0.5盎司

_____

准则

_____

_____

如果你的孩子哭喊，请每隔5分钟检查一次，并保持高度警惕，切勿松懈，保持冷静和自信。

父母的正念训练

可能你在洗碗、洗澡、在脑海里做明天的计划的同时，还得带孩子。你要如何协调好这些事情呢？

这听上去是一个十分艰巨的任务。但我们为你准备了一个实用的工具，来帮助你完成这一目标：正念训练，或者说是觉察和存在训练。正念是一种相当先进的技术，在降低血压、增强免疫力以及舒缓情绪方面都有着显著的作用。不久之前，我们才刚刚从大脑科学的角度理解了正念是如何在许多方面对人体发生作用的。关于正念的研究极具吸引力和价值。只有对它进行了解并将其运用到日常生活中，才能让它发挥功效。这是帮助你调节情绪的最好途径。

如果你是一位忙碌的家长（当然，还有不忙碌的家长吗？），要求你的思想保持"平静而充满好奇"根本是不可能做到的。但是正念练习不需要练习者盘腿静坐——练习者可以进行任何活动。现在就让我来给大家介绍一种"洗碗槽冥想"练习。之所以向你介绍这种方法，是因为你一定跟我一样，一天中的许多时间都是在那里度过。是的，我将教你如何一边清洗孩子的吸管杯，一边跟我们进行精神联结。

这个练习非常简单。当你在洗碗的时候，请将注意力集中在冲洗着你双手的水流之上，注意倾听水流的声音，感受它的温度和清洗剂在你手上的感觉，将所有其他的事情、你的烦恼和压力抛诸脑后，将你的思想从这些因素上转移开来。不断地进行练习。一开始，你可能经常会分心。练习的次数越多，就越有成效。跟我们做的肌肉训练一样，它需要反复练习。

冥想的方式非常多，关键是要找到最适合自己的那一种。冥想的目标是每天练习，哪怕一次只练习几分钟。这样，当你需要它的时候，你就可以利用那些强化的大脑路径做出一个新的、经过深思熟虑的、更加明智的选择。只需要将它融入你的日常生活中，你就会惊奇地发现自己的自觉意识得到了提升。

这里为你介绍几种冥想的方法。请注意在冥想的过程中保持用鼻子呼气和吸气。

睡前冥想法

保持坐姿，将注意力集中于你的呼吸，吸入冷气，呼出热气。

身体扫描法

通过每一次呼吸放松身体的各个部位，从头顶到脚趾。每次呼气时，放松你想放松的那个部位。对于你身体的紧张部位，可以多做几次这样的练习。

呼吸放松法

延长每次呼吸的时长。吸气时尽量扩张你的胸腔和腹部，呼气时尽量将所有空气排出体外。

行走冥想法

将注意力集中于行走时的所见所闻，包括那些远处传来的声音，让所有的感觉进入你的意识之中。

暂停法

在某个时刻突然停止练习，观察你思想的自然反应。

饮食冥想法

将注意力全部集中在食物的味道、口感上，让这些感觉完全进入你的意识。乔恩·卡巴特·津恩曾有一个著名的吃葡萄干冥想法。这种方法能够让你完全改变享用食物的方式！

父母的睡眠冥想法

腹式呼吸法

仰卧，双手平放于腹部。将注意力完全集中于随着呼吸上升和下降的双手。用鼻腔进行呼吸，试着慢慢延长呼气和吸气的时间。如果你发现自己不自觉地去想你还没完成的事情或者让你烦恼的事，请将注意力重新转回到你的手上，只专注于双手在腹部的上下移动。你可能需要将注意力像这样拉回来很多次。

呼吸冥想法

吸气数到8，再憋气数到4，然后呼气，放空一切。感觉呼气时将一切全部释放出去，数到2或3。重复上述动作，直到睡着。在这个过程中，需要将注意力完全集中在呼吸上，如果注意力涣散了，你需要将它重新拉回来。

想象法

集中注意力想象一个让你感觉宁静的空间和场景。它可以是任何你喜欢的地方或者事物：海滩或度假胜地、天空中的云彩、旋转的舞步或者想象如何装饰你的房间、躺在地上仰望头顶的树叶，等等，因人而异。关键在于，当你在脑海中探寻这些画面时，它会转移你所有的注意力，让你的大脑没有空闲去盘算和忧虑，或者出现任何让你不开心的事情。渐渐地，你将感到身心愉悦。

身体扫描法

放慢你的呼吸节奏，并且在每次呼气时放松身体的某一个部位。从头顶开始，放松你的面部、颈部、肩膀、手臂、躯干、骨盆和腿部的每个部位，一直到你的脚趾。感觉你每个部位中的肌肉都在放松，让重力将他们拉向床垫。如果你仍然醒着，从头部开始直到脚趾，再做一遍。对于身体最容易紧张的部位，比如你的眼睑、前额、下巴、肩膀、胸部和腹部，可以多重复几次。

我们对于以下各位满怀感激之情,在此致以衷心的感谢:

如果没有我们可爱而聪颖的编辑——莎拉·卡德的远见和激情,我们根本无法完成此书。她从一开始就领悟了我们的观点和想法,并且一直给予我们巨大的支持。同样的,如果没有我们才华横溢的经纪人——米歇尔·特斯勒的大力支持,我们也不可能著成此书。他们耐心地陪伴着我们,与我们携手并肩共同经历了这个美妙的旅程。

同时,有诸多卓越的睡眠问题专家和育儿专家对此书进行了评论。在此,我们要由衷地感谢行为神经科学主编——马克·S.布朗伯格博士、国家睡眠基金会首席执行官——大卫·M.克劳德、杜克大学医学中心儿童神经睡眠医学项目主任——瑟杰·凯希格拉、佛罗里达大学医学院儿科系主任、医学博士——斯科特·里夫·基恩和南希·袁、斯坦福大学睡眠研究中心主任、医学博士、儿科医生——雅艾尔·瓦平斯基。此外,我们有幸与母乳喂养专家温蒂·赫尔德曼和科尔基·哈维进行了交流。她们向我们提供了许多有关母乳喂养的重要知识,将此书提升到了一个新的高度。我们还要对本书极具魅力的出资人谢丽尔·佩特兰致以深深的感谢。

赖特妈妈与我团队中那些可爱而充满激情的妈妈们,以及我们的睡眠咨询师们为我们提供了许多宝贵的第一手材料。正是他们坦诚地描述了宝宝的各种睡眠问题以及在解决这些问题的过程中所遇到的困惑,让我们意识到需要对婴儿睡眠问题进行认真的思考。

来自希瑟的致谢语:

在我写这本书的过程中,我的朋友和家人给予了我巨大的支持。我要特别感谢以下各位耐心阅读,并给出中肯的意见的先生和女士:劳拉·加伯、罗波·加伯、本·哈司法、麦德林·赫勒、伯林·卡瓦斯、图特斯·欧莲、玛丽·波塞特科、贾斯丁·欧斯珀利、阿曼达·苏旺达、吉莲·特金和罗伯特·特金。另外，我要给我们美丽的封面和网页图片摄影师夏·德鲁一个热烈的拥抱。

我还要感谢我的丈夫。他是最了解我的人，给予了我最大的支持与帮助，并且对我的作品充满热情。他甚至希望我的每一个句子都以感叹号结尾。他每天回家手里都握着写满了标注的手稿。正是在他的支持与热情的鼓舞之下，我才能完成本书的创作。我还要感谢我的父母。他们两位都是科学家，一直爱我、支持我。他们对我的写作产生了巨大的影响并且认真阅读了我所有的作品。我的两个孩子——戴斯洛和埃洛伊兹，我对你们的爱无法用言语来表达。你们是那样美丽而胸怀宽广。（感谢你戴斯洛，许多5岁的孩子一定会从你那伟大的理想中受益。）可爱的孩子，你们两个正是我最初创作这本书的原因，也是我所有灵感和快乐的源泉。

来自朱莉的致谢语：

感谢我亲爱的家乡，没有你我无法创作出本书。对于睡眠问题，人们往往持有两极分化的观点。我也不能确定究竟会有多少人支持本书的观点。

我的老师和同事、医学博士——丹·西格尔的杰出工作构建了一套让宝宝在最优越的条件下开发并掌握新技能的体系，同时让他们感到安全和被爱的完整的方法和解决方案。我将永远感激他对此所付出的热情和慷慨精神。

有一群充满激情的朋友自从我筹备写这本书开始，一直激励着我。我现在无法一一记起他们的姓名，他们来自我的童年、舞蹈课、读书俱乐部、社区组织以及我的日常生活。我还要特别感谢迈克·希伊一直给予我的信任。

我最亲爱的"加油站"的女士们：卡罗尔、朱迪、凯特、丽塔、琳达、蒂洛拉、诺玛罗斯，以及其他女士们，你们的笑容和爱将让我永生难忘。

在这之前，我从未想过自己可以完成此书，但我的家人却对此深信不疑。我的父母和兄弟姐妹们（斯蒂芬、大卫和苏珊）给予了我无条件的爱和信任。他们之中，我的母亲——朵乐丝·赖特是我最忠实的粉丝、最负责的助理，我最爱的人。她也是一名儿科医生和四个孩子的母亲，但她根本不记得当年是如何哄孩子睡觉的了。我亲爱的父亲——威廉·赖特十几年前就已经去世了。他是一名思维缜密、乐于探索的神经学家。我知道他会喜欢这样一本人际神经生物学领域的书。它将大脑科学和人类经验结合在一起。我还非常幸运地拥有了一份最珍贵的礼物——我那既可爱又充满好奇心的儿子杰克——他是我最好的老师和所有的灵感源泉。他对我坚定的信赖激励我完成了梦想。